ボケずに長生きの秘訣は「肉食」だった

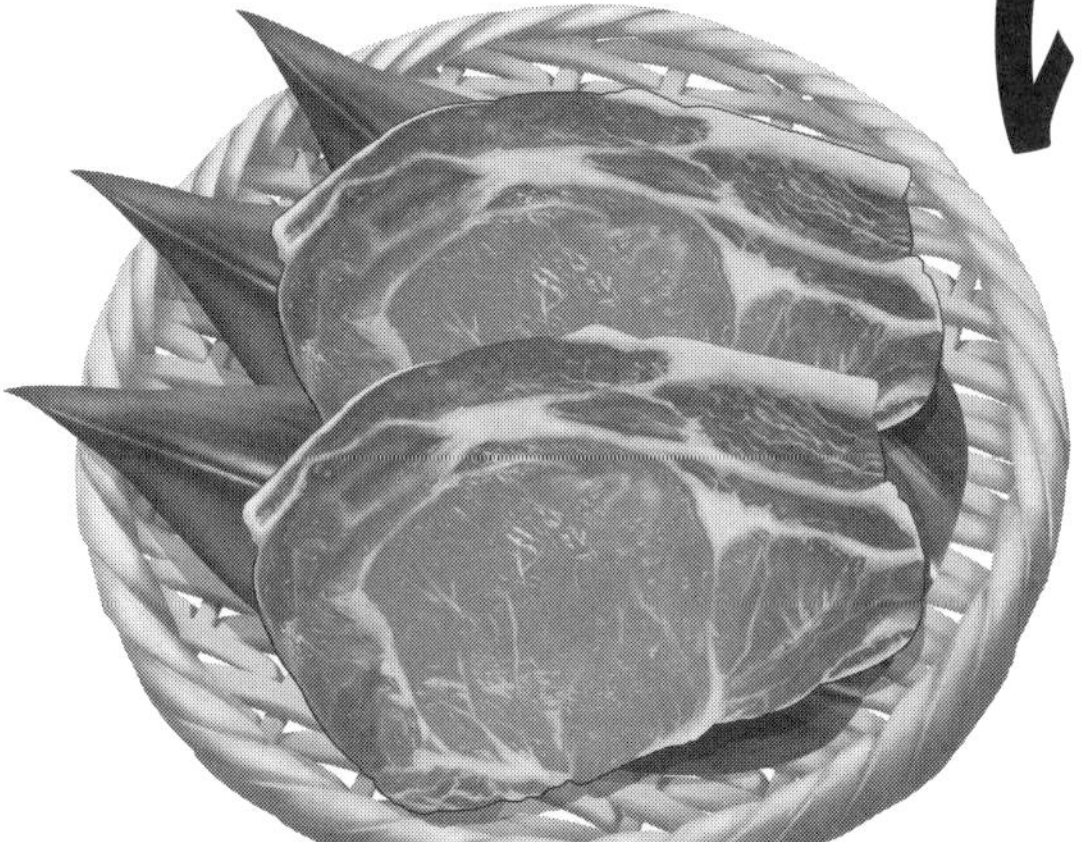

医学博士
柴田 博

ブックマン社

柴田博先生を悼む

柴田博先生が亡くなったのは私にとって最近でもっとも衝撃のニュースだった。

ただ、一方で、人間は誰でも死を遅らせることはできても、避けることはできないという厳然たる事実も教えてくれた気がする。

さて、柴田先生は生前、「自分が早く死ぬと、自分の言っていたことがインチキのように思われるから死ぬわけにいかない」という意味のことをおっしゃったことがあった。そういう意味では無念の死だろうが、柴田先生は御年87歳、平均寿命よりはるかに長生きされている。これで本書の理論が傷つけられることはない。

それ以上に、本書を読まれたら十分理解されると思うが、最後まで頭脳が明晰だった。

私自身、長生きより、生きている限り自分の生を充実させたいと考えているから、柴田先生の死に様は、見本のように感じてしまう。近藤誠先生も若くして亡くなったために批判する人はネット上では少なくないが、私には、最後まで主張をし続ける姿のほうが、ただ長生きするよりはるかに魅力的だ。うっかり抗がん剤治療を受け入れたために体力を落とされたが、その後、開き直って活動的に生きるということを実践された森永卓郎先生も見本の一人だ。

そのなかで長生きされたのが柴田先生だったが、最後までお元気だった。

私も昨年に『GOETHE（ゲーテ）』という雑誌で本書と同じテーマのコレステロール悪者説について対談をしたことがあるのだが、豊富なデータのおかげで雑誌だけでなく、WEB記事も非常にレベルが高いものとなり、多くの人に読まれた。

そのお元気で頭脳も身体もしっかりした姿を知っているから、先生のお歳を忘れてショックを覚えたのだ。

さて、「肉を食べると元気で長生き」とか言うと、多くの人は、日野原重明先生や瀬戸内寂聴先生を引き合いに出して、「やはり肉好きは元気で長生きだ」という話をするだろうし、それで納得するだろう。

そうではなくて、本書を読んでいただければわかると思うが、柴田先生はそういう話を統計学的、疫学的根拠を求めて、その上でなさるのだ。

そして、海外の調査結果や論文も多く調べられるだけでなく、自らが調査する。百寿者の研究も、小金井研究と呼ばれる15年間に及ぶフォローアップ調査も、先生自らが中心になって行ったものだ。

世間では「肉を食べると長寿」だとか、「コレステロール値は高くていい」などと言うと、いい加減な医者のように思われる。一方でコレステロール値が高いから下げなさいとか、血圧が高いから下げなさいとか、塩分を控えなさいとか言う医者は科学的なように思われる。

だからこそ、これまでの常識と違うことを言うためには、むしろ科学的根拠が必要とされるのだ。

柴田先生だけでなく、同じく亡くなった近藤誠先生にしても、あるいはコロナ医療の論客の木村盛世先生も、データに基づいて話をする姿勢は一貫している。木村盛世先生は、BCG接種に始まり、現在に至るまで、日本にはまともな公衆衛生学もEBM（根拠に基づく医療）もないと言い切る。

アメリカと違って、日本はまともな治験を行わずBCG接種を子どもに強要しているのだが（アメリカは大規模な治験の結果、国策としての接種を行わないことを決めた）、接種者のほうが悪性リンパ腫の発生が多いことが統計的に明らかになり、さらに2022年のデータではBCG接種を行っていないアメリカでは人口10万人あたりの結核の新規患者数が2・6人なのに対して、日本は9・5人。何の予防効果もないだけでなく、むしろ罹患率が高いのだ。

治療がうまくいかない割合も日本のほうがずっと多い。

つまり、根拠もなしに（たった20人だけの治験で決められたそうだ）ＢＣＧ接種を国策とした日本は、根拠をもとにそれを行わないことを決めたアメリカと比べて、副作用も多く、結核の罹患率も高く、よくならないタイプの結核にかかる人も多いのだ。

理屈ではよさそうなことでも、調べてみないと本当のことはわからないことは、ことほどさように多いのだが、それを一向に反省しないのが日本だし、いまだに根拠のない治療が続けられている。

みんなが常識と思っている血圧でさえ、下げる薬を飲むことで本当に死亡率が下がるのかがわからないのが日本なのだ。薬には当然副作用もあるし、血圧を下げることでフラフラして転倒骨折に至る人もいる。大規模比較調査をしないと本当に死亡率が下がるかはわからないはずなのに、これまでの常識を漫然と信じたり、外国のデータをそのまま流用したりするのが日本の医者（しかも、教授クラスの権威のある医者まで）なのである。

そういう点において、栄養指導にしても、検査データの目標値にしても根拠を追い求め続けたのが柴田先生である。その姿勢には私も頭が下がるし、多くの日本の医者にも見習ってもらいたいものがある。

ついでに言うと、柴田先生の研究のベースが高齢者医療にあることも追記したい。

当時、日本で二つしかなかった高齢者専門の総合病院である東京都老人医療センターで臨床経験を積み、さらに東京都老人総合研究所で高齢者の研究を重ねられた。

高齢者というのは、往々にして若い人相手の医学常識が通用しないものである。

私も同じく、高齢者専門の総合病院である浴風会《よくふうかい》病院に勤務していたのだが、併設する老人ホームの追跡調査で、血糖値が糖尿レベルの群と正常群とで生存曲線に差がないことや、血糖値を正常まで下げると失禁を起こしたり、ボケたようになったりするお年寄りの姿を多数見てきた。

同じく老人ホームでの追跡調査では、なんと喫煙群と非喫煙群において、生存曲線に差がないこともわかっている。

「事実は小説より奇なり」なのかもしれないが、私は事実のほうを信じたいし、本書を読めばわかるように柴田先生もそんな人だったと確信している。

高齢者のことは、実は海外でも研究が進んでいないので何もわかっていない。どのくらいの血圧や血糖値が適切なのかでさえ、大規模調査のデータがほとんどないのだ。それなのに、医者たちは当たり前のように何種類もの薬を押しつけてくる。

それ以上に問題なのは、新しいデータが出ても、旧来信じられていたことが改訂されないことだ。

本書でも明らかにされるように、1993年にフラミンガム調査をまとめた研究報告が出され、アメリカのように心疾患の多い国でさえ、60歳を境にコレステロール値が高いほうが死亡率が低いことが明らかになったのに、日本ではいまだにコレステロールを悪者にしている。

どの年代でもコレステロール値が高いほうが、がん死亡率が低いのだから、日本のようにがんで死ぬ人が急性心筋梗塞で死ぬ人の12倍もいる国では、コレステロール値が高いほうが健康長寿につながることは容易に想像できるのに、過去の思い込みを訂正しないのだ。

こんなことは枚挙に暇《いとま》がない。

2009年に発表されたアコード試験と言われる大規模調査では、血糖値を正常にまで下げると、やや高めにコントロールしたほうより25%も死亡率が高いことが明らかにされた。

それでも日本では今もなおほとんどの医者が正常まで下げることを患者に求め

る。

自分たちが習ってきた医学常識を訂正できないのだ。

塩分に関してもそうだ。２０１４年に17カ国10万人以上の人を対象に調べた研究で、１日の食塩摂取が10〜15ｇが一番死亡率が低いことがわかったのに、日本で２０２０年に出された食塩摂取の基準では男性７・５ｇ、女性６・５ｇとされている。

そんなに制限をしたら40％も死亡率が高まるというデータがあるのに、である。

柴田先生がもっと長く生きていたら、コレステロールや脂質についてのデマカセが、少しでも改定されたかもしれない。

私もその遺志を継いで微力ながら、日本の医者たちの宗教に近い信念を変えて、日本の、とくに高齢者が元気で長生きできるような、統計や実地医療に基づいた医療を提唱していきたい。

それが柴田先生への最大の供養であると信じている。

２０２５年3月　和田秀樹

本書をお読みになる皆さんへ

本書で著者が、エビデンスを表示しながら解説している事実を、次に簡単にまとめます。当たり前だと思い込んでいた健康と栄養にまつわる誤った常識を、根底から覆すものです。

この新常識は、実は読者の皆さんがほっと胸を撫で下ろすものになるかもしれません。「高血圧、高脂血症の数値を下げましょう」「コレステロールを摂ってはいけない」「コレステロールゼロと書いてある商品だけを買え」「小太りなだけなのに医者に体重を減らせと迫られる」「年をとったら粗食が一番、脂っこいものは食べてはいけない」「肉より魚」など、日々、なんとなく脅されているような気持ちでいませんか？

日本人がとらわれているコレステロールの古い常識に、どれだけ長く皆さんが苛まれてきたか……。そろそろ間違った常識から解放されて、本当の健康、本当の長生き、そしてボケない老後を目指すためのポイントを押さえましょう。

冒頭の和田秀樹先生の追悼文にあるように、著者は2024年12月に、87歳で亡くなりました。最期まで頭脳明晰のまま、しっかりとした足取りで人生を歩んでおられた。著者にとっては、これからご紹介する新常識は決して新しいものではなく、確信を持って長い間皆さんへお伝えしようと尽力していらした「本当のコレステロールの常識」です。

高血圧、高脂血症の数値を気にしないで、迷惑な呪縛から逃れ、楽しみながら老後を迎える、その第一歩は「肉食」です。

そう、「ボケずに長生きの秘訣は『肉食』だった」のです。

編集部

エビデンスが出ています！

「ボケずに長生きの秘訣は『肉食』だった」

ボケずに長生きなのは……

①動物性タンパク質を多く摂っていて
②コレステロール値が高く
③小太り（BMIは27でいい）の人！

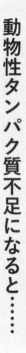

動物性タンパク質不足になると……

●肌や髪といった見た目の部分で劣化する(老ける!)
●筋肉が落ちるのでフレイルになりやすい(老ける!)
●内臓機能も免疫力も低下する(老ける!)
●幸せホルモン「セロトニン」の原料である必須アミノ酸が不足する(必須アミノ酸は体内で作り出すことができず、外部からタンパク質として摂るしかない)

「肉食」のメリットは、タンパク質とともにコレステロールも摂れること

コレステロールは悪者じゃない！

●なぜなら、女性ホルモンや男性ホルモンの原料だから
⬇コレステロールが足りなくなると、自律神経失調症（つまりうつ病や認知症）にまっしぐら！
●なぜなら、細胞膜の原料だから
⬇コレステロールが足りなくなると、細胞が分裂するときにミスコピーを起こしやすい。つまりがん化しやすい！

◀

だから、コレステロールを無理に下げようとしてはいけません！

●コレステロールを下げる薬は飲まない
●コレステロールゼロ食品のキャッチフレーズに騙されない
●メタボ健診は受けない
●BMI22神話に騙されない
そして
●お肉を積極的に食べる
●油脂類をしっかり食べる

肉食のポイント

ポイント① 1日100gくらいのお肉を食べる
ポイント② いろいろな種類のお肉を食べる
ポイント③ 魚より肉を食べる

はじめに

コロナ禍以降、会議などもネット上で行うことが多くなりましたね。コロナ禍が一応の終わりを見せた昨今でも、その習慣は残っているようです。そして、新しい生活様式の一環でしょうが、高齢者においては外出機会がめっきり減りました。出かける機会が減るということは、物理的に体を動かすチャンスも減るということです。

私は、その運動不足を補うように、妻のお供をしてスーパーなどに出かけることが多くなりました。

ある日、油脂（オイル製品）を売っているコーナーで、〝**コレステロールゼロ**〟のキャッチフレーズを貼りつけてある商品を多く発見し、少なからぬショックを受けました。「まだやっているのか！」と。

油だけではありません。ヨーグルトやアイスクリーム、パンやクッキーなど、こうした商品はあきらかに増えています。

私は、医者になって六十年近く、日本人の心に頑固な迷信としてこびりついている「コレステロールは悪者なのだ!」「コレステロールは少なければ少ないほうがいい」とする〝**コレステロール悪者説**〟を一掃するために研究を続けてきました。大学の医局で過ごした六年間も、そうでした。その後勤務した東京都老人総合研究所(現・東京都健康長寿医療センター)でもそれを続けました。2000年に副所長をもって定年退職しましたが、退職の記念講演のテーマは〝コレステロールとの格闘〟でした。さらにその後、二つの大学に勤務し、現在は日本応用老年学会の会長を務めながら、コレステロールが市民権を得るための戦いを続けています。

〝コレステロールゼロ〟のキャッチフレーズは、それが販売促進に役立つから用いられているわけです。これは皆さんの心に、まだ〝コレステロール悪者説〟が深く巣くっているからにほかなりません。今これを読んでいるあなたも、コレステロールと聞いただけで、「減らさなくちゃ」「体に悪いからなるべく摂ってはいけない」「太る！」なんていうふうに感じているのではないですか？

コレステロールが悪者になっている最大の要因は、〝コレステロール悪者説〟を広めることで得をする製薬メーカーや食品メーカーの勢力が強大なことです。同時に、これに対抗してきた研究者（私も含め）の力が、十分でなかったからでもあります。最近は、自分のやってきたことに対する反省心がふつふつと湧いてくるようになりました。これも年齢のせいでしょうか……。

私は、研究を生業《なりわい》としてきたので、共著を含め650余の学術論文や著書を書いてきました。このほか、どなたでも読んでいただけるようにというつもりで書いた一般書が20冊あまりあります。これらはアマゾンでも紹介されています。

実は、この、誰にでもわかりやすいつもりで書いた本で、1万部以上売れた本はきわめてわずかでした。これでは、影響力が限られるのも当然です。ある本は、新聞社から出版されたこともあり、最初の1年で8000部売れたので増刷されると思っていたのですが、編集者は「先生の本はこれで終わりです。これ以上売りたければ図や表のない、もっと簡単に読める本を書いてください」とダメ出しされ、絶版となりました。この本は30年以上前、1300円で発売されましたが、最近、アマゾンの古本で、3万円で販売されていました。なんとも皮肉なものです。

ともあれ私は、自分では一般の人向けにわかりやすく、と思って書いた本を読み返し、広く読まれてこなかった理由がどのへんにあるのかを考えてみました。まずは反省しないといけませんからね。結論は次の通りです。

①伝えたいことの真意や結論が、後半か終わりのほうに書かれていて、読者は途中で飽きてしまう。

②図表が多過ぎて、しかもそれらの説明が十分でないので、内容の理解をかえって妨げている。研究者は、図表は理解を助けると信じ込んでいます。しかし、私自身、馴染みのない分野の書物を読むとき、図表が多いとややこしさを感じ理解を妨げることも経験しています。

③一冊の本に複数のテーマを盛り込んでいる。たとえば、高齢者の栄養の問題を主テーマとしている本に、生涯発達のようなテーマを脈略なく付け加えている。

本書は、私の信念を貫きつつも、以上の反省点を踏まえて書きました。図表は極力少なくし、簡略化しました。それを補う自著または他著を引用しました。外国の文献は、できるだけ原文ではなく、それを紹介している著書を引用するよう務めました。

私の研究対象は動物やものではなく、すべて人間、地域住民と施設居住者です。研究にご協力くださった方々、そして共同研究者の皆さまに心から御礼申し上げます。

私への生活上の支援のみでなく、一読者の立場から原稿に助言をしてくれた妻の梶子に謝意を表します。

２０２４年12月　著者

第1章 人間の寿命とコレステロールの本当の関係

第2章 間違いだらけの長寿論

第1章

人間の寿命とコレステロールの本当の関係

▼平均寿命50歳の壁

実は、20世紀はじめまで、ヒトの平均寿命は50歳に満たなかった

20世紀における医学研究は、実は、コレステロール問題から始まったと言えます。

人類は、3~5万年前頃に、100歳を少し超えるくらいまで生きられる遺伝子を獲得したと言われています。そんなに昔に、もう？　と思われるかもしれま

せんが、遺伝子の世界だけで考えれば、そういうことになります。しかし、当時の人類の多くは、災害や食糧問題はもちろんのこと、感染症で命を落としていました。ペスト、コレラ、結核などの感染症で亡くなる人が、今でいう先進国でも7割を占めていて、短命でした。

19世紀の終わり頃になって、スウェーデンを皮切りに、ようやく平均寿命が50歳を超える国がヨーロッパ各国で現れました。上下水道の整備や感染症対策が進んだためです。産業革命により飼料の生産量が増え、また品種改良も進んで肉をたくさん食べられる国も出現しました。そしてたくさん食べられるようになった国民から順に、平均寿命50歳の壁を破っていったのです。それまで人々の命を奪ってきた感染症を克服するために必要な免疫力が、肉を食べることにより高まったからです。

1890年のオーストラリアの肉の年間消費量は一人あたり110kg強、アメリカは54kg強でした。当時、日本における年間の肉の消費量はわずかに3kgで、オーストラリアの37分の1、アメリカの18分の1です。そして平均寿命は30歳台で、世界のランキングでいうと50番目くらいを低迷していました。

日本人の平均寿命が50歳を超えたのは、第二次世界大戦の敗戦後の1947年ですから、欧米先進国に半世紀の遅れをとったわけです。当時の低栄養のため1950年まで国民の死因の第1位が、当時の感染症の代表格、結核であった日本ならではのことです。結核発症者はやせ型が多いことがわかっています。十分なエネルギーとタンパク質を蓄えておくことが何よりの予防なのです。

ともあれ、20世紀はじめまでに平均寿命50歳の壁を突破した欧米諸国には、新しい課題が待っていました。感染症に代わって国民の死因のトップになった動脈硬化性による心臓病や脳卒中の原因を解明し、その対策を立てることでした。

世界の年間1人あたりの食肉消費(供給)量(1890年)

オーストラリア	111.6kg
アメリカ	54.4 kg
イギリス	47.6 kg
スウェーデンおよびノルウェー	39.5 kg
ベルギーおよびオランダ	31.3 kg
オーストリア	29.0 kg
スペイン	22.2 kg
プロシア	21.8 kg
イタリア	10.4 kg
日本	3.0 kg

出典：財団法人 伊藤記念財団『日本食肉文化史』1991年

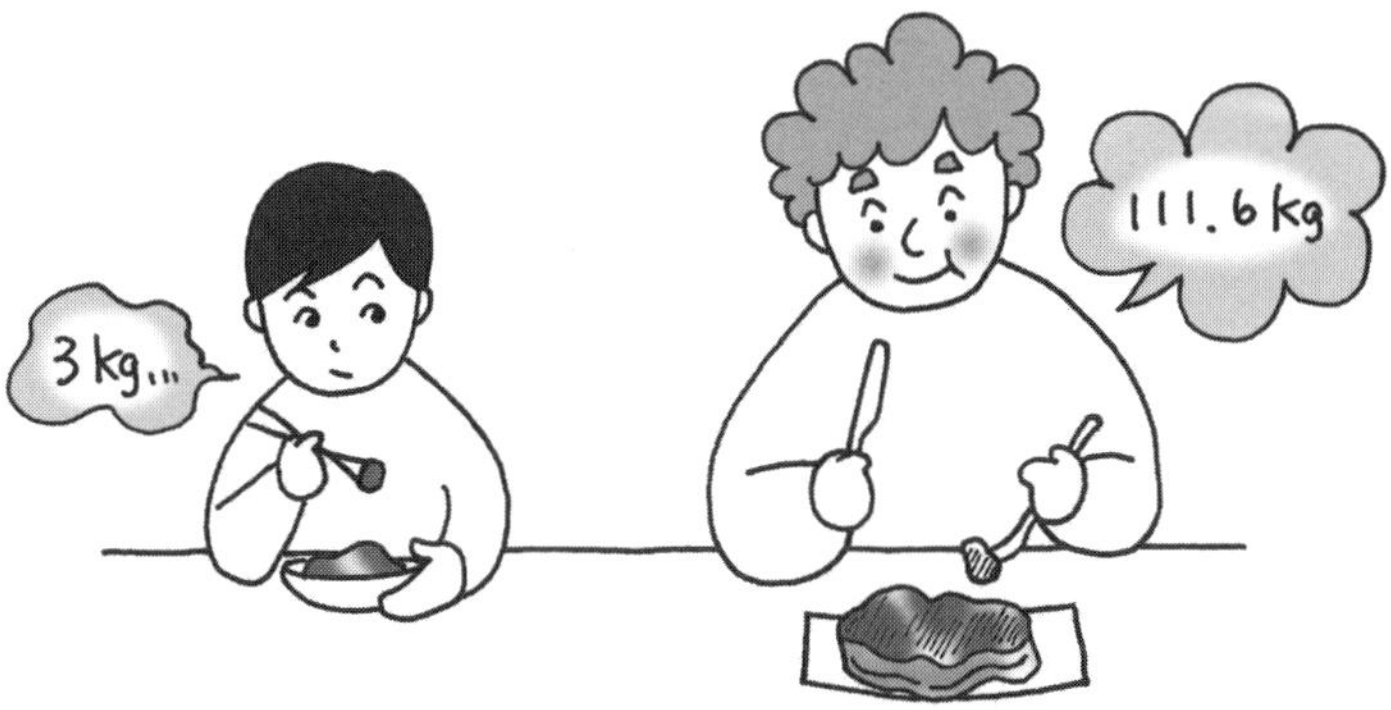

▼20世紀はじめのコレステロールと動脈硬化の動物実験研究

人間は草食動物なの？肉食動物なの？

コレステロールを摂りすぎると動脈硬化になるとどの医者も主張します。

20世紀のはじめに、ウサギに大量のコレステロールを投与し、人工的に動脈硬化をつくる実験が一斉に始まりました。この頃は、ロシアの研究者が世界をリードしていました。論文はドイツ語で書かれ、ドイツの雑誌に投稿されています。戦後の医学者はドイツ語にあまり馴染まず、英語が主流となったので、このあたりの論文を読んでいる日本の医学者は多くありません。

ウサギを用いた実験はかなりエキセントリックなものが主でした。たとえば体重1077gのウサギに1日0・2〜0・5gのコレステロールを投与した実験があります。これは人間に換算すると、体重70kgの人に毎日卵60個分の卵黄を与えたことにあたります。ずいぶん無茶苦茶な量なので、果たして一般的な生活をしている人に対して意味のある実験結果が出るのかは疑問です。ともあれ実験の結果、動脈に多少の変化が起きましたが、人間の動脈硬化とは違うものでした。

ラットを使った研究もあります。たとえば体重360gのラットに毎日、卵1個分、人間に換算すると、体重70kgの人に毎日194個分の卵黄に含まれる量のコレステロールを与えた実験です。こちらのほうは肉眼的にも顕微鏡的にも、動脈硬化はまったく起こりませんでした。

この実験で重要なのは、ウサギは草食動物で、ラットは肉食動物だということです。

つまり草食動物に大量のコレステロールを与えると、人間の動脈硬化とは違うけれども何らかの血管の変化が見られる。しかし、肉食動物では何の変化も起きないということです。

では人間はどちらのタイプなのか？　これを解明する必要がありました。この実験では、「多分、肉食動物はコレステロールが多い食物を食べているので、コレステロールを無限に吸収しないようにできているのだろう」という仮説を宿題として残したまま、長い年月が流れました。

この頃から約1世紀を経た2002年、人間に関する興味深い研究が報告されました。

食事中のコレステロールをゼロにした場合、血中のコレステロールはゼロです。コレステロールを100㎎以上与えると、与える量に比例して血中のコレステロールは上がります。しかし、与えるコレステロールを300～400㎎以上に上げても、血中のコレステロール値はそれ以上に上がりません。これを天井効果と呼びます。

つまり、**人間は雑食といわれていますが、コレステロールに関しては、肉食動物と同じ特徴をもつ**ことが示されたわけです。この研究により、それまでコレステロールを上昇させないために、卵を1日1個以上食べてはいけない、などと勧告していたいくつかの学会は、あわててそれを修正しました。

人類が農耕を始めたのは、ほんの1万2000〜1万年くらい前のことです。それ以前は、植物はその場から動けないので、外敵から身を守るため毒をもっていることが多く、果物など安全なもの以外はあまり食べられていなかったのです。そのため、食物のなかの動物性食品の割合は現在よりはるかに大きかったと考えられています。先のコレステロールの実験に示されているように、**200万年続いた肉食動物の頃のDNAを、人間は未だもっている**のかもしれません。

▼「コレステロール悪者説」の台頭

フラミンガム研究がコレステロールを悪者にした？

18世紀までの医学の研究というと、先に述べたような動物実験や、病原菌を特定するといった方法が選ばれるのが一般的でした。しかし、19世紀に入り、コレラなどの伝染病の原因を解明するために、社会のなかで問題になっている病気の起源や伝染ルート、また個人の抵抗力などを調べる「疫学《えきがく》」という方法が登場しました。イギリスの医師ジョン・スノウなどにより実施された学問です。疫学の「疫」は悪性の伝染病のことです。中国では疫学でなく流行病学と呼びますが、このほうがわかりやすいかもしれません。

そして20世紀に入り、第二次世界大戦後、アメリカを中心に、伝染病ではないけれども、あたかも伝染するかのように一斉に多くの人々を脅かす心臓病などの原因解明に、疫学が活用されるようになりました。

その代表的な研究が、フラミンガム研究です。心不全という症候群の客観的な基準をつくった唯一の研究として知られています。

ボストン郊外の街、フラミンガムに在住の28～62歳の男女5209名を対象に研究がスタートしました。この研究は1948年に始まり、2年に1度、スタート時と同じような調査をしつつ、1980年まで32年間続きました。この間に病気になった人はその病名、亡くなった人は死因が特定されました。

実は、このフラミンガム研究から少し遅れて、日本でも循環器病の疫学研究がスタートしました。大阪府立成人病センター（現・大阪国際がんセンター）の小町喜男先生のグループの研究、九州大学の久山町《ひさやまちょう》における研究、私も途中から参加した東京大学第四内科グループの山梨県白洲町《はくしゅうまち》における研究などが続いたのです。

この後、アメリカのフラミンガム研究の研究者と日本の研究者が国際学会や研究会などで情報交換をすることが多くなりました。

実は、戦勝国で栄養が過剰になっているアメリカ人と、敗戦国で栄養不足に陥っていた日本人とでは、病気の実体もその原因も大きく異なっていたのです。当然、フラミンガム研究を支持するデータは、欧米の各国から出されました。しかし、日本と同じような状況である東アジア、東南アジアなどからの研究データはほとんど出されず、論争の日米決戦は、いつも日本の劣勢のうちに終始しました。

戦争に敗けて日の浅い日本では、診断能力も十分でないとアメリカの研究者は考えていた節があります。論争の初期に彼らは「国民の死因は、アメリカのみでなく、欧米先進国でも冠動脈硬化性の心臓病が第1位である。日本の第1位が脳卒中となっているのは、心臓病を脳卒中と誤診しているためではないか」と馬鹿にしたようなことを述べていました。

やがて、彼らも日本人の診断技術はそこまでは低くないことに気づきました。1970年代のことです。しかし、**アメリカ人の脳卒中は、栄養過剰でコレステロールの高い人に多いのに、日本では栄養不足でコレステロールの低い人に多い**という点に彼らは疑問を持ちました。脳卒中の原因に関する日米のデータの違いは、後で詳しく述べますが、実態を反映したものでした。しかし当時のアメリカの研究者は「栄養状態が悪い人に多い脳卒中というのは、脳膜炎と混同しているのではないか」と疑問を投げかけてきました。地域住民の死亡者の病理解剖も進み、日本人の脳卒中診断が正しいことはやがて証明されることになりましたが、ずいぶん月日が経ってからのことです。

フラミンガム研究のデータには、ほかのアメリカやヨーロッパの類似の研究データと比較して異なった点があります。

ほかの研究のデータは、血中コレステロールに関して、「中庸《ちゅうよう》の値の人がよい」ことを示しているにもかかわらず、フラミンガム研究では「低いほどよい」としていることです。この頃、フラミンガム研究の研究者たちから出された論文で「血圧は低いほどよい」とするデータを示した後に「高血圧が人を殺すのではなく血圧が人を殺す」というコピーを見つけました。その著者に学会で会ったとき「血中コレステロールに関しても、同じことが言えると考えるか」と質問しました。その著者はそうだと答えました。

日本の研究者たちは、血中コレステロールが限りなく少ないほどよく、できればゼロがよいというような発想に「コレステロール悪者説」というニックネームをつけ、陰では嘲笑《あざわら》っていました。しかしながらこれには、英語力の不足もあって、いつも、論争で押され気味になる日本側の研究者の、負け犬の遠吠えの側面があったことは否めません。

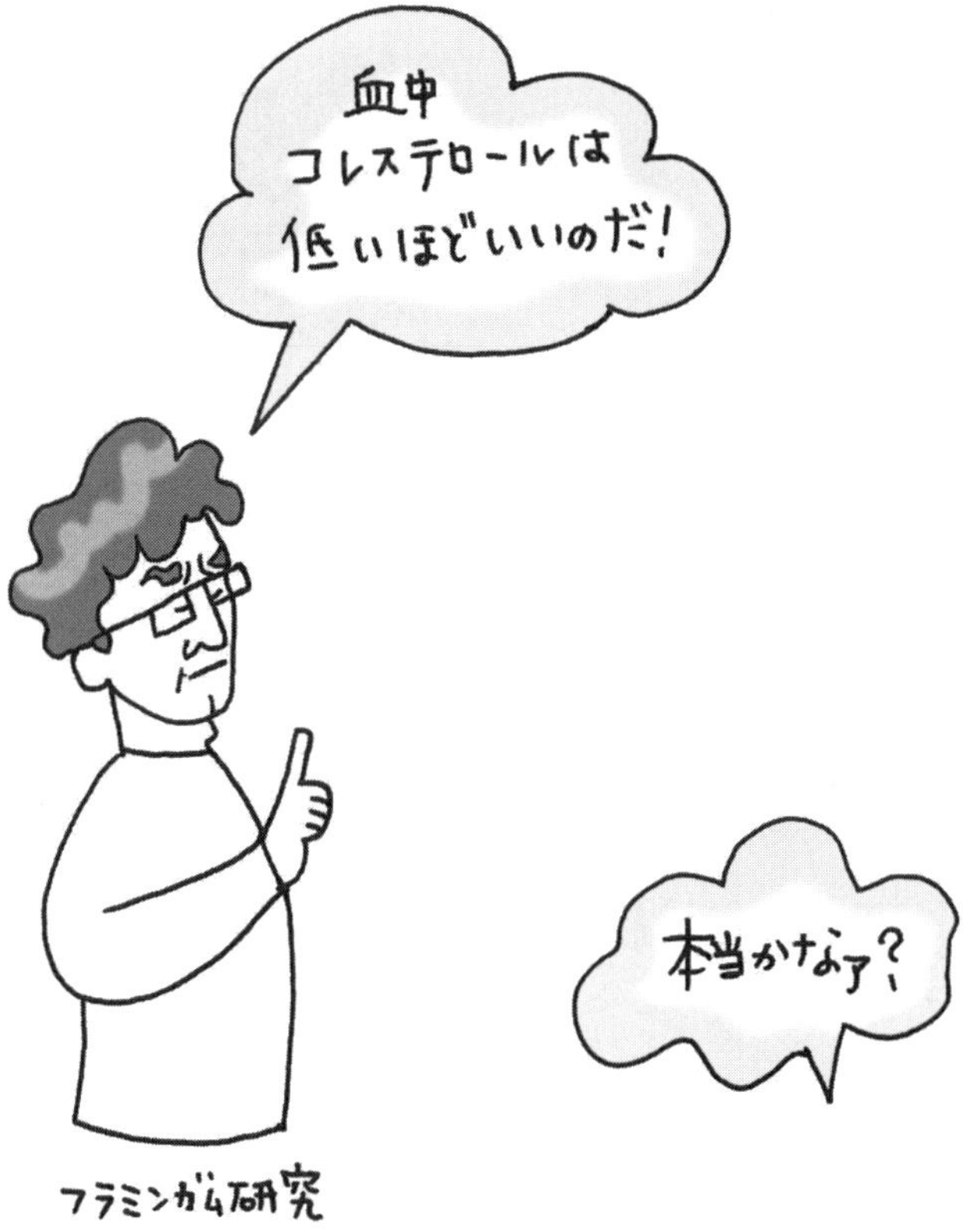
血中
コレステロールは
低いほどいいのだ!
本当かなァ?
フラミンガム研究

▼「コレステロール悪者説」の終焉

つまり年をとるほどコレステロールが高いほうが長生きする！

1948年に開始されたフラミンガム研究の調査は実に32年間も続き、1980年に調査を終えました。この32年間のデータを分析した論文は、1993年に発表されました。この論文について解説した日本語の書籍はありませんので、ここに概略を説明したいと思います。

実はこの32年間のデータを分析したのは、フラミンガム研究を実施したグループではありません。アメリカでは、公的研究費で行われた研究は、一定期間を経ると、誰でも利用できるようにリリースすることが義務づけられています。私たちがミシガン大学と共同で行った研究データもリリースされています。国民の血税を用いた研究を少しでも多くの人々に活用してもらうという意義があります。また、研究を実施した人々にデータが独占されることにより、分析が独断的になったり、ねつ造されたりすることを防止する意義もあります。

アメリカの研究機関を訪れると開口一番、日本がデータをリリースしていないことへの批判が発せられます。これは現在に至っても同じであり、恥ずかしい思いをします。

さて、この32年間のフラミンガム研究の分析は、非常に精密に、丁寧に行われています。しかし、本書では、もっとわかりやすく、**「血中総コレステロールが上がること」が、年齢別に各々の病気の「死亡率」と「それらを総合した総死亡**

図表①

血中総コレステロール値が高くなるにつれ年齢別の各種死亡率がどのように違うか（年齢別）

（フラミンガム研究 28-62歳 男女5209名 32年間のまとめ）

総死亡率

40歳	↑	
50歳	↑	
60歳	→	
70歳	↓	
80歳	↓	P＜0.05

冠動脈性心疾患死亡率

40歳	↑	P＜0.05
50歳	↑	P＜0.05
60歳	↑	P＜0.01
70歳	↑	
80歳	↓	

非冠動脈性心疾患死亡率

40歳	↑	
50歳	↓	P＜0.01
60歳	↓	P＜0.01
70歳	↓	P＜0.05
80歳	↓	P＜0.05

がん死亡率

40歳	↓	
50歳	↓	P＜0.01
60歳	↓	
70歳	↓	
80歳	↓	

↑は死亡率が上昇 ↓は死亡率が低下 →は中立
Pの値が小さいほど関係が強い

出典：Kranmal RA他、Archives of Interval Medine153巻1065 1072頁 1993年の論文より筆者が作図

率」にどのように影響を与えたのかを解説しましょう。

ここで、実験の結果を簡略化した図表1を用いて説明します。

この図表は論文からの直接引用ではなく、わかりやすくご理解いただくために、あくまでも私がつくったものです。

↑の表示はコレステロールが高くなると死亡率が高くなることを示します。↓の表示はコレステロールが高くなると死亡率が低くなることを示します。→の表示はその関係が中立であることを示します。

つまり、すべての疾病を合算した**総死亡率は、40歳と50歳では、コレステロールが高いほど高くなります。60歳で中立となり、70歳と80歳ではコレステロールが高いほど総死亡率は低くなります。**総死亡率が低くなるということは、余命が長くなるということ、つまり長生きになることを意味します。

心筋梗塞などの冠動脈性心疾患の死亡率は、80歳未満ではコレステロールが高いほど死亡率は高くなります。しかし、80歳では統計的に有意ではありませんが、コレステロールが高いほど死亡率は低くなります。非冠動脈性心疾患の場合は、50歳以上では、コレステロールが高くなると死亡率は低くなります。
がん死亡率は、いずれの年齢でもコレステロールが高いほど低くなります。

しかし、この研究はアメリカの国民を調査したものであり、日本人に適用する場合には注意が必要です。アメリカでは死因の第1位は冠動脈性心疾患ですが、日本ではがん（悪性新生物）です。総死亡率を減らす、**つまり余命を延ばすには、日本ではアメリカ人以上にコレステロールが高いことが有利**となるということです。

フラミンガム研究は、コレステロールが高いことが40歳、50歳で総死亡率を上げる結果を示しています。その背景として、アメリカでは、この年代の高コレステロール血症は家族性高脂血症による場合が多く、冠動脈性心疾患の死亡が高くなるという事情があります。一方、家族性高脂血症の少ない日本のデータでは、これまで40歳、50歳でコレステロールが高いことで総死亡率が高くなるとは示されておりません。

以上見てきたように、「血中総コレステロールは低いほど良い」とする「コレステロール悪者説」をひっ下げて登場したフラミンガム研究の32年間のデータは、**年をとるほど、コレステロールが高いほど、いずれの疾患の死亡率と総死亡率も低くなる**ことを示して終わりました。つまり、年をとれば、コレステロールが高いほうが長生きするのです。誤って「悪玉コレステロール」と呼ばれたＬＤＬコレステロールも、年をとるほど、高くなることが長生きにつながることを示したものです。

▼「コレステロール悪者説」はなぜ出現したか?

その背景にあったのはマーガリンを売るという策略?

アメリカの研究者とは対照的に、ヨーロッパの研究者には「コレステロール悪者説」に批判的な人が少なくありません。

まだフラミンガム研究のコピーが席巻していた頃でも、ヨーロッパに行くと「あなたはフラミンガムの研究を信用しているか?」と質問してくる研究者が少なくありませんでした。ミュンヘン大学のワルター・ハルテンバッハ教授は、コレステロール問題の批判者として代表的な人ですが、「コレステロール悪者説」が蔓延した背景として、製薬企業とマーガリン企業を挙げています。

私はフラミンガム研究が始まった頃は、まだコレステロール低下薬は開発されていなかったので、マーガリン企業の影響が大きかったと考えています。

マーガリンが誕生したのは1869年、フランスにおいてです。プロイセン（のちのドイツ帝国）と戦争中だったフランスではバターが不足し、苦肉の策として牛脂のやわらかい部分と牛乳を混ぜて固めたマーガリンが発明されたのです。第二次世界大戦のときも各国でマーガリンが活躍しました。

図表2（次ページ）にアメリカにおけるマーガリンとバターの生産量の推移を示します。


戦争が終わっても、マーガリンの生産量は低下せずバターを上回っていました。近年、マーガリンのトランス脂肪酸が問題になり、バターに追い抜かれました。トランス脂肪酸は、その過剰摂取により、心筋梗塞などの冠動脈性心疾患が増加する可能性が高いとされているもので、肥満やアレルギーとの関連も認められて

図表②

アメリカにおけるマーガリンとバターの生産量

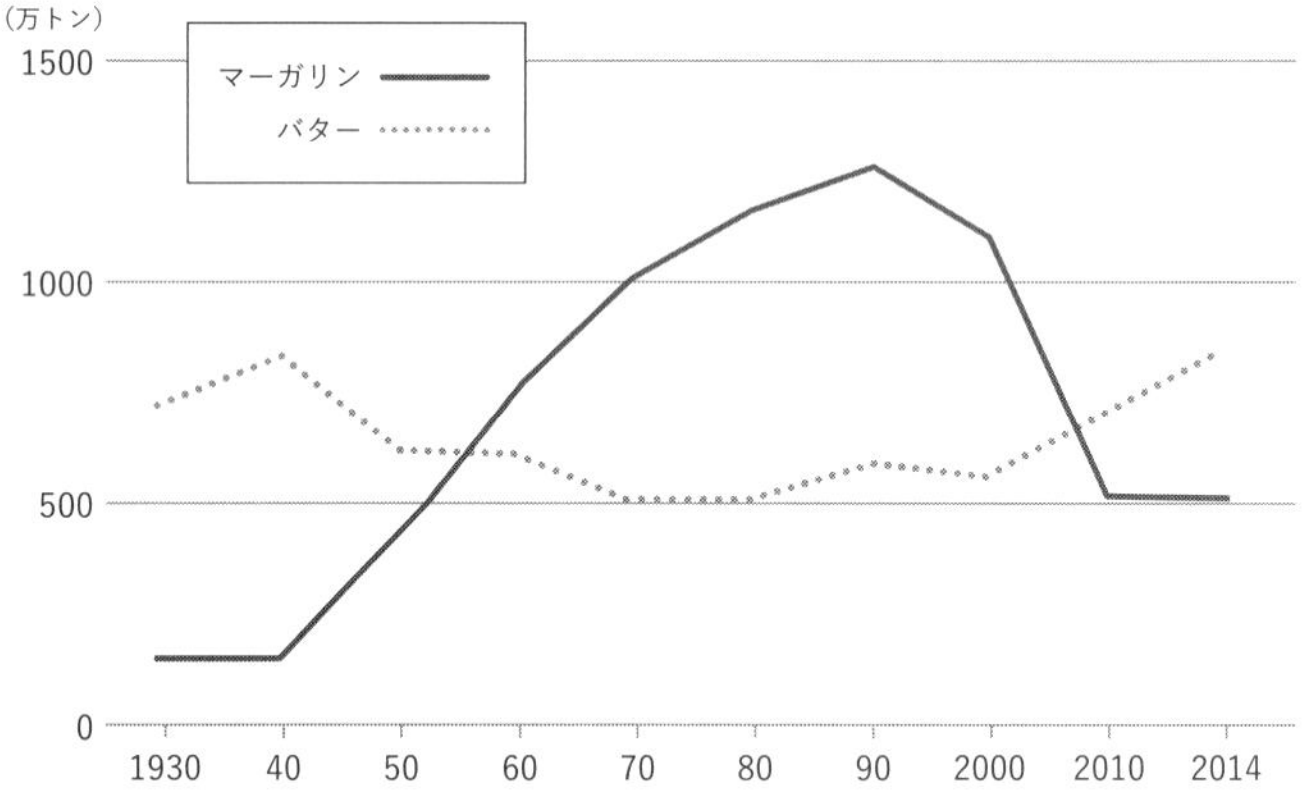

出典:柴田博『長寿の嘘』ブックマン社 2018年

います。

それまでは、インドやパキスタンとともに、アメリカのマーガリン生産は世界のトップレベルに位置していました。1950年には連邦政府がマーガリンに対する課税を撤廃。それぞれの州もこれに続きました。

アメリカのマーガリンはフランスで発祥したものと違って、大豆油やコーン油、パーム油を原料としているためコレステロールを含みません。水素を添加しているため固形ですが、バターと異なりコレステロールは含まないわけです。

マーガリン産業に対する優遇政策と、コレステロールを悪者とするフラミンガム研究が軌を一にしてスタートしたことは偶然とは思えません。

後で紹介するフラミンガム研究の総帥ウィリアム・カンネル博士とは、研究会などで激しい討論をした後、一緒に飲むこともありました。そのとき「私が死ぬまでは秘密にしておいてほしいが、私は軍隊の大将の称号をもっている。国家の使命としてフラミンガム研究を行っているのだ」と私に語ったことがあります。酔った勢いで口が滑ったのかもしれません。大将であったか否かにはあまり興味はありません。ともあれ、**あれだけの費用と時間をかけ国家プロジェクトとして行われたフラミンガム研究に、国家レベルでのミッション**があったのは、けだし当然のことと思われます。

第2章

間違いだらけの長寿論

▼日本の場合

突然日本に広まったコレステロール治療方針

日本という国は奇妙な国です。

フラミンガム研究の「コレステロール悪者説」の終焉を意味する論文が出されたのは1993年ですが、この直前に**血中総コレステロールが220mg以上の人には、年齢を問わず、薬物治療を勧めるというムード**が、明確な責任論文もないまま日本に広まったのです。フラミンガム研究では、高齢になるほど血中コレステロールが高いほうが有利であるとされていますが、日本の基準はなぜか、年齢おかまいなしです。

当時、私は東京近郊の自治体の保健政策にアドバイスをするような仕事もしていたので、いろいろな自治体から問い合わせが殺到しました。この日本の治療方針は、フラミンガム研究の論文の直前に、ある学会のカンファレンスで提言されたので、まだ論文は読まれていませんでした。しかし、件の論文が出された後も、日本の指針に修正が加わることはありませんでした。

件の論文は特殊な医学雑誌ではなく、もっとポピュラーな医学雑誌のひとつに掲載されたのです。しかし、日本の実地医家（独立自営の開業医ら）やコメディカル（診療の支援をする部門のスタッフ）の方々が読む書籍にも、一般的な書物にも、紹介されているのを私の著書以外で見たことがありません。研究者向けの著書や論文でも、私が見つけられなかっただけかもしれませんが、引用されていたのを見たことがありません。偶然でしょうか、それとも意図的な隠ぺいでしょうか。

この日本の間違ったコレステロール治療の指針が出された頃、私は、ふと脱脂粉乳とタバコのことを思い出しました。

敗戦直後の学校給食はアメリカから与えられた脱脂粉乳からスタートしました。必要な成分を抜き取った後の粉乳は大変不味いものでした。貧乏人の子だくさんの家庭の長男だった私は、何とか食しましたが、味覚の敏感な子や裕福な子は、そっと捨てるか、吐きそうな表情で飲み込んでいました。これが戦後、アメリカが捨てるべきものを途上国に送り込んだ最初のケースです。

同じくタバコは、禁煙運動の徹底化で不要になったものが、アメリカなどから途上国に送り込まれました。途上国家庭に喫煙者がいると、病気になるからではなく経済的理由で一家が破滅するといわれていました。そのくらい高額だったのです。1978年、国際セミナーでアフリカのガーナに半月間滞在したとき、ハイライトの値段が日本と同じなのを見て驚いたことがありました。

先進国から途上国に送り込まれて困るのは食品や嗜好品に限りません。養生法

図表③

70歳時のコレステロール値別10年間の死亡率
（東京都小金井市住民　男女422名）

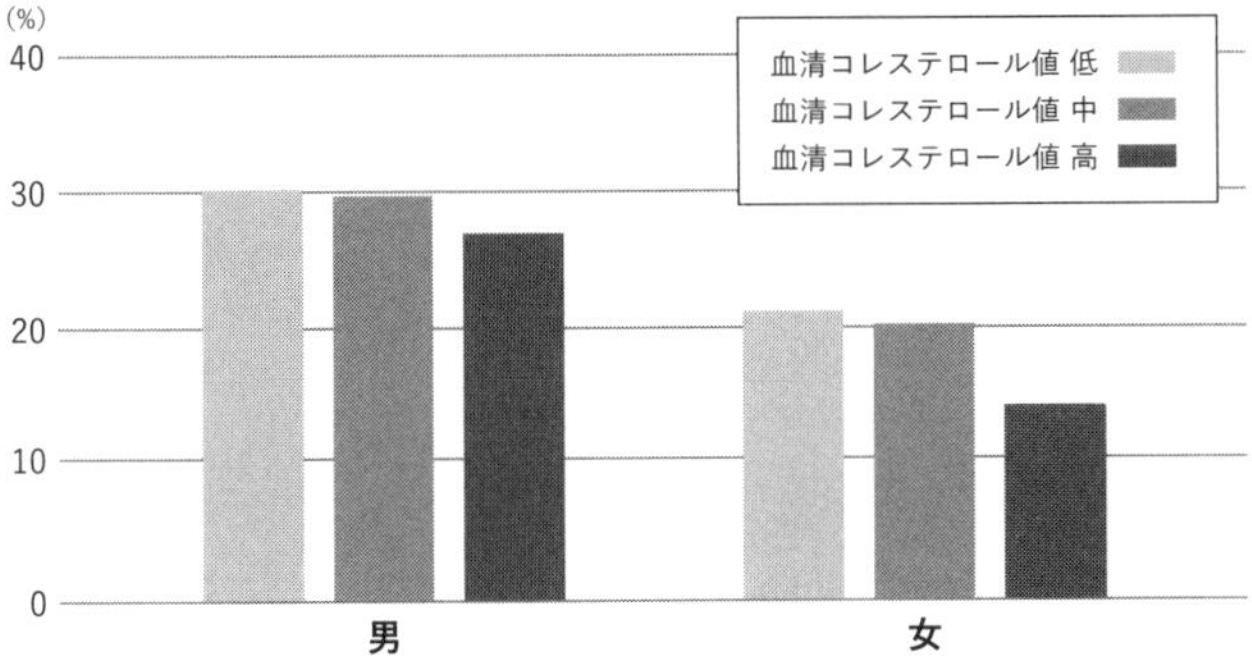

血清コレステロール値が高いグループの死亡率が低い

出典：柴田 博『元気に長生き元気に死のう』保健同人社 1994年

や美意識にも当てはまります。日本では栄養不良でやせている人が早死にしていた時代に、『ローマの休日』（1953年）のヒロインを演じたオードリー・ヘップバーンが人気を博し、ミニスカートの女王ツイッギーとともに「やせているほど女性は美しい」という価値観を助長しました。

ともあれ、私はこの日本のコレステロール治療指針を改善するには、学会での活動のみでは無力であることを悟りました。学術論文を書くことに忙殺され、お断りすることの多かった皆さんが書店で手にすることができる著書も、できるだけ書くように努力しようと決めました。タイミングよく保健同人社から依頼があり、１９９４年に『元気に長生き 元気に死のう』という本を出しました。

図表３（前ページ）にこの著書に載せた東京都小金井市の70歳住民４２２名の、コレステロールと死亡率の関係を示します。

東京都小金井市は全国でも１、２位を競う長寿の自治体でした。**70歳のときのコレステロール値が高いほど、その後10年間の死亡率が低い**ことが示されました。この対象のコレステロール値の平均は、女性２２０㎎、男性も２００㎎近くありました。

このときの日本の治療指針に従うと、長寿地域の女性の半分が治療対象ということになってしまいます。まったく妥当性のないものであることは間違いありません。

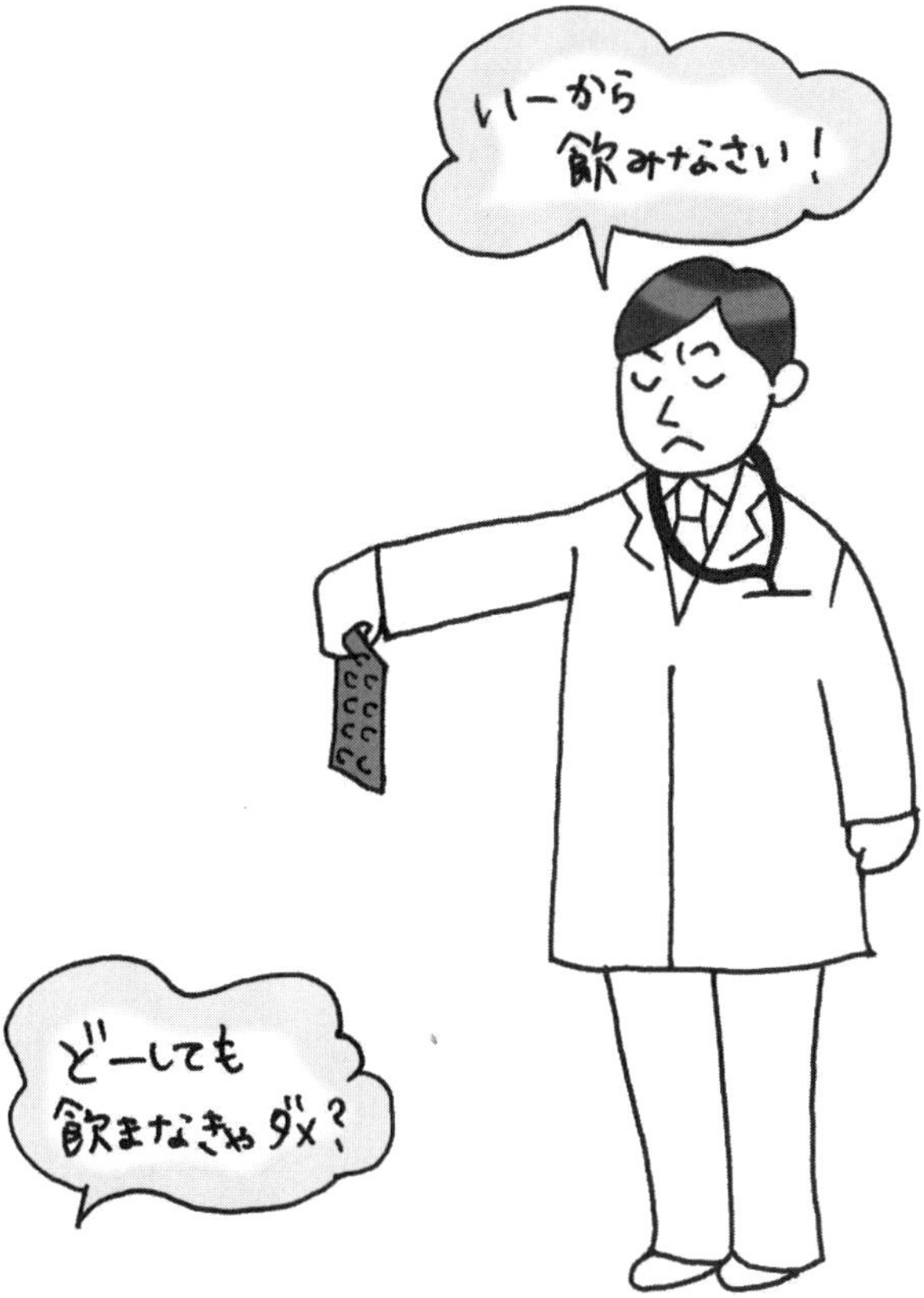
いーから
飲みなさい！
どーしても
飲まなきゃダメ？

▼アメリカなどの対応

アメリカではコレステロール悪者説を撤回していた

大櫛陽一《おおぐしよういち》東海大学名誉教授は、日本でもっとも各国の健康政策に精通している方です。

彼はその著書のなかで、「アメリカでは、1988年に『コレステロール悪者説』に基づくガイドライン（NCEP ATP：National Cholesterol Education Program Adult Treatment Panel）が発表され、以来、心筋梗塞を減らすためコレステロールを減らそうというプロジェクトが行われてきた」と述べています。

このガイドラインのせいで、**コレステロールの多い食品を避け、コレステロール低下薬を飲んで、血中コレステロールの値が日本人より低くなっても、アメリカ人の心筋梗塞は日本人の3倍以上にのぼることを指摘**しています。

2004年くらいからようやくこのガイドラインの見直しが始まり、2013年に大幅な修正が行われ、米国心臓病学会ではLDLコレステロールの「低下目標」を廃止したことも述べています。

アメリカという国は興味深い国です。間違ったことをたくさん行うけれども、それを修正するのがきわめて迅速であるという点で、日本と対照的です。

それに比べ、世界平和統一家庭連合（旧統一教会）問題は半世紀にわたって続き、政治家の金銭スキャンダルも30年にもおよぶ日本の自浄作用のなさは顕著で、保健医療問題に関しても同じなのです。

大櫛名誉教授によると、米国内科医師会は1996年、2004年、2007年とくり返し声明を発表し、**コレステロールを測定する必要があるのは若い世代**

（男性35歳未満、女性45歳未満）で、なおかつ家族性高脂血症の疑いのある人のみとしていることを伝えてくれました。

これでおわかりのように、明らかにアメリカは、先に紹介した1993年に発表されたフラミンガム研究の最終論文を十分踏まえて、保険医療指針を軌道修正していることが伺えます。

アメリカ以外の国々の状況に関しては、紙幅の都合で詳細は省略いたします。ともあれ、先に述べたようにヨーロッパの研究者には、フラミンガム研究の「コレステロール悪者説」には批判的な学者が少なくないのです。ワルター・ハルテンバッハ教授の著書からもそれは伺えます。大櫛名誉教授は、2011年にトルコで、一般医と家庭医に対して、コレステロール低下薬スタチンの使用を禁止したことも伝えています。

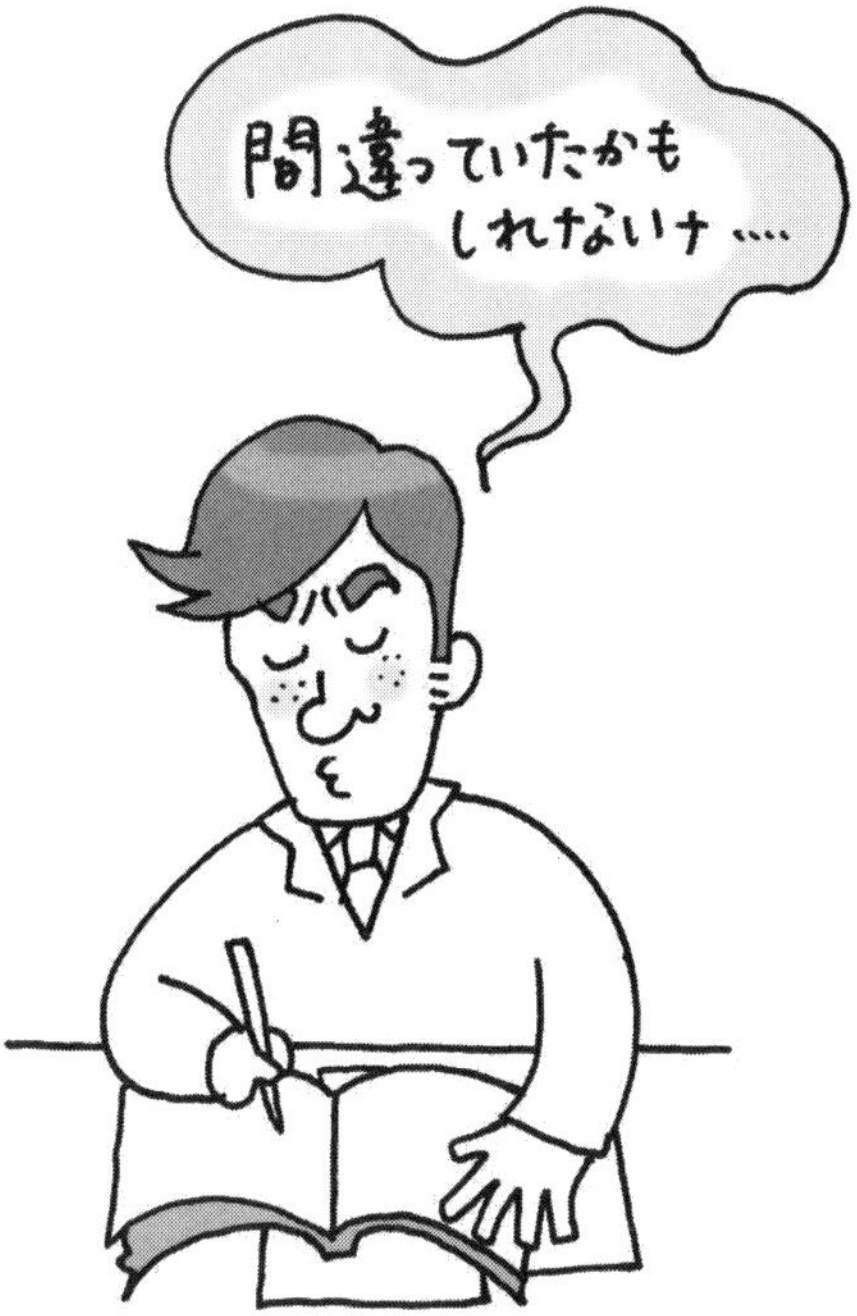
間違っていたかも
しれないけ……

▼「コレステロール悪者説」の終焉に貢献した諸研究

やはり、フラミンガム研究の初期の考えは間違いだった

フラミンガム研究によってバラまかれた「コレステロール悪者説」。これが本質を突いたものであるか否かの検討は、多くの研究者によってなされました。生理学者や生化学者の一部は、人体に必須なコレステロールが少ないほうがよいと考えるのは間違っていると、早くから主張していました。

コレステロールは成人に160〜180gしか含まれていない物質ですが、タ

ンパク質、リン脂質とともに、細胞膜を構成する三大栄養素となっています。
後で説明しますが、**コレステロールが少なくなると、がんや感染症にかかりやすくなり、細胞膜が弱くなるので、脳卒中の危険性も高くなります。**人体のコレステロールは脳のなかに全体の25%が、脳と末梢神経を合わせるとその37%が含まれています。このように、脳や神経の働きにかかわっているので、不足すると神経の働きが悪くなり、うつ状態や認知症の危険因子ともなります。ビタミンDや性ホルモン、ストレスに抗する各種ホルモンがコレステロールを原料としていることもわかっています。

しかし、このような基礎的研究の知識が蓄積しても、疫学研究により地域住民の観察をしたフラミンガム研究の威光は衰えず、少なくとも１９７０年代の終わりまでは、〝我が世の春〟を謳歌していました。しかし、〝驕《おご》る平家は久しからず〟の喩えではありませんが、１９８０年以降、フラミンガム研究の足元をゆるがす研究が次々と出てくることとなったのです。そして、すでに述べたように、フラ

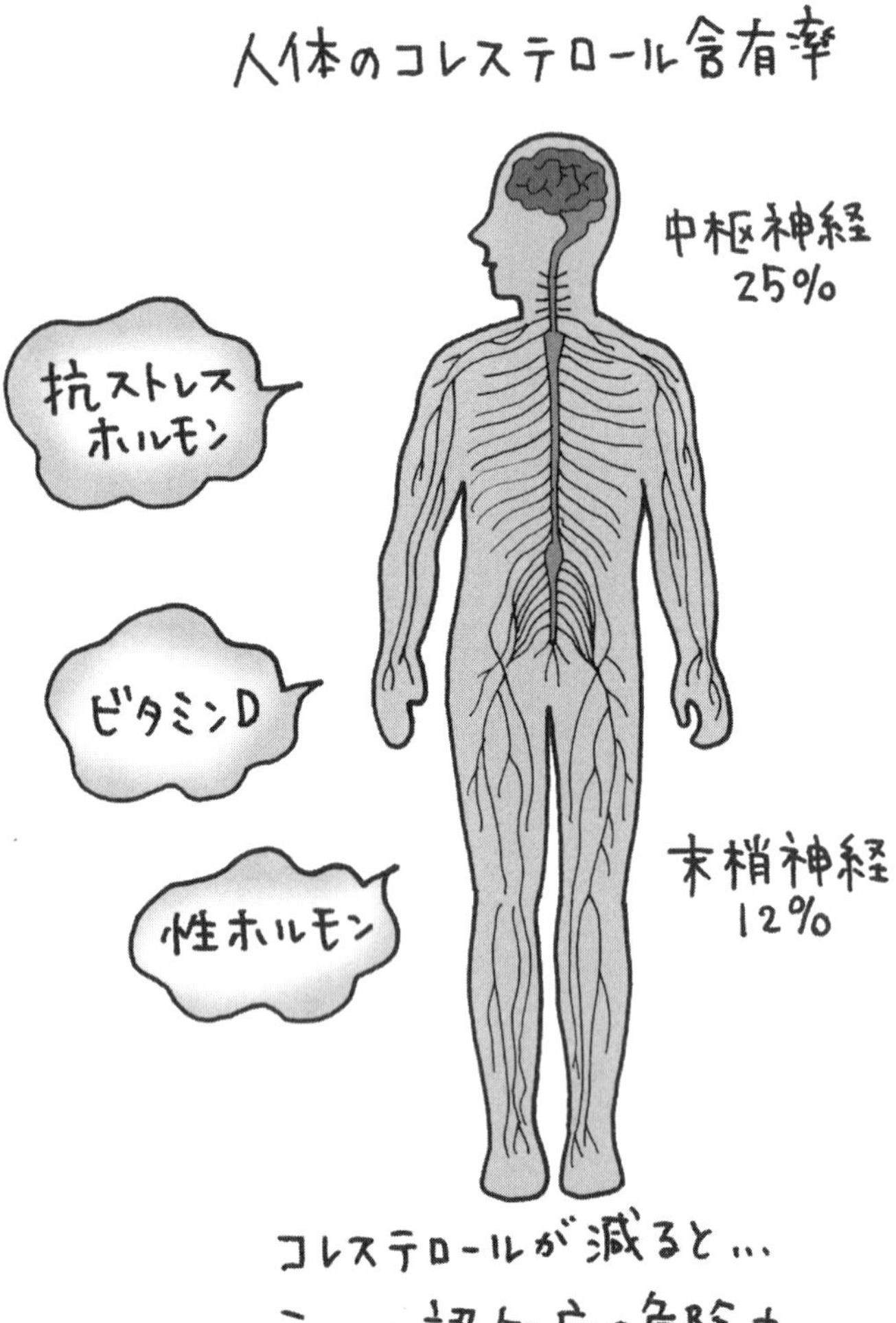
人体のコレステロール含有率
中枢神経
25%
抗ストレス
ホルモン
ビタミンD
末梢神経
12%
性ホルモン
コレステロールが減ると…
うつや認知症の危険も

ミンガム研究自体が、1993年、初期のコンセプトを否定する結果を示して幕を閉じたのです。

少し残念なのは、その幕引きが、フラミンガム研究を推進した研究者によってではなく、リリースされたデータを用いた外部の研究者によって行われたことです。アメリカでは公的研究費によって行われた研究は国民（人類？）の共通財産なので、誰が用いてもよいわけですから、当然のことかもしれませんが。

フラミンガム研究の「コレステロール悪者説」と最初に戦ったのは、日本の研究者たちです。私もその末席を汚していました。しかし、敗戦国・日本の研究者のみでは力およばず、いくつかのインパクトのある欧米の研究によって日本人の研究が評価される経緯となりました。フラミンガム研究に風穴を開けるのに直接インパクトを与えた欧米の研究（日本の研究者が加わっているものもある）を次に紹介いたします。

動物性タンパク質を多く摂っているほうが長生き！

▼ハワイの日系人の研究のインパクト——代表的な移民研究——

疫学的研究の方法のひとつに「移民研究」があります。

遺伝子が同じであっても環境要因が変わることで、病気の種類や寿命が違ってくることを調べる研究です。同じ国のなかで、田舎から都市に移住したことによる変化を調べる研究などもこれに含まれます。

これを国際的に行う研究もあります。フラミンガム研究から20年近く経って、アメリカ国立衛生研究所（ＮＩＨ：National Institute of Health）の研究プロジェクトとしてスケールの大きな移民研究が始まりました。

日本に住む日本人と、ハワイとサンフランシスコに移民した人々のうち、日本人同士が結婚して生まれた子孫（遺伝的には、日本に住む日本人と同じ）の病気や寿命、それらに影響する食生活などのライフスタイルを調査する研究です。

アルファベットで日本のＮＩ、ホノルルのＨＯＮ、サンフランシスコのＳＡＮを合わせ「ＮＩＨＯＮＳＡＮ　ＳＴＵＤＹ（日本さん研究）」というニックネームで呼ばれています。

ハワイの日系人の寿命データは普通、州単位の統計のなかに埋もれています。しかし、細かく移民元の国別に調査したところ、**ハワイの日系人は世界一の長寿を誇っている**ことに疫学の研究者たちは気づいたのです。

先に、私は１９７８年、国際セミナーのためガーナに滞在したことを述べました（58ページ）。このセミナーの座長は著名なアメリカの疫学者、スタムラー教授です。同じ疫学者の妻、ローズ夫人も教授に協力して参加者のお世話をしていたのですが、ある日この夫婦が言い争いをしていました。何となく盗み聞きをしていると、博士はこのNIHONSAN研究が、スタムラー教授やフラミンガム研究の結果に敵対するようなデータを出しつつあることに怒っている様子でした。隣でローズ夫人が「ドクター柴田にも聞こえるのであまり大声で言うのは止めなさい」と夫をたしなめているのがよく聞こえました。……実はこのときは、これから紹介する決定的な論文の出される3年前で、私は何が起こっているのか十分には理解できませんでしたが、アメリカの研究者の間でいろいろな主張が出現し始めている気配を感じました。

医学学会は数あれど、コレステロールの問題をもっともよく討論する国際学会は、世界心臓学会です。1982年、私はこの学会で発表するためモスクワに一週間滞在しました。国際学会ではいつも、フラミンガム研究の推進者のみでなく、その研究に洗脳された多くのアメリカの研究者と激論になります。

モスクワの学会でもあまり状況は変わりませんでした。論争に疲れると、夜は、キャビアは高価なので敬遠して、タラの煮物でウオッカを煽《あお》るような毎日を過ご

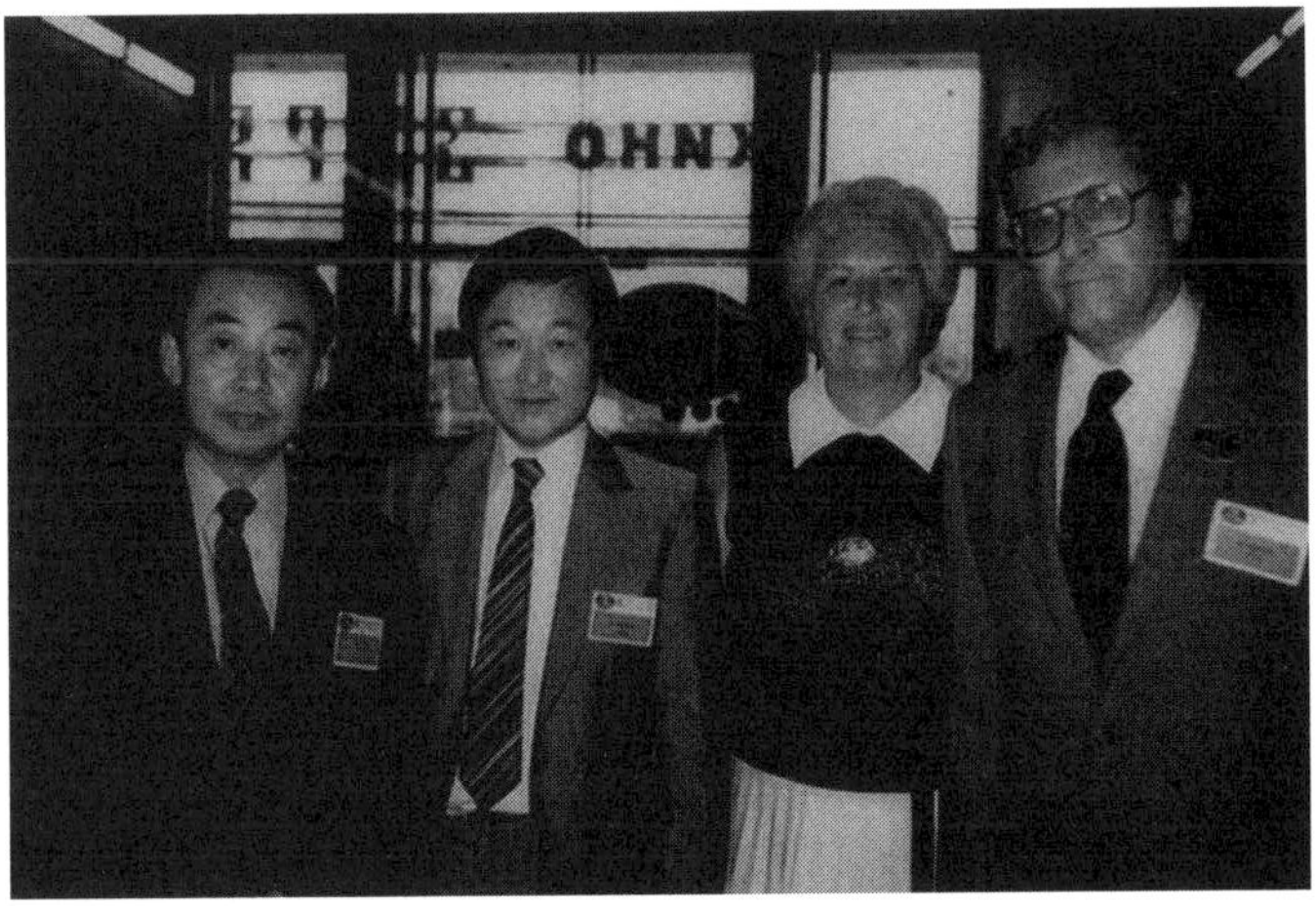

フラミンガム研究のリーダー、カンネル博士と奥様と

していました。

大会の2日目に、それまで何回か学会や研究会で会って激しい議論を交わしたことがあるフラミンガム研究のリーダー、カンネル博士夫妻に、会場となっていたクレムリン宮殿の廊下でバッタリと出くわしました。私は、またいつものように議論になるのかと身構えました。しかし、カンネル博士は、意外にもおだやかな表情でこう言ったのです。「君たちに長い間、ひどいことを言ってきたが、NIHONSAN研究の論文を読んで根拠のあることがよくわかった。これまでの失礼にお詫

びしたい」。いささか拍子抜けしましたがホッともしました。

このとき、ともに学会に参加していた共同研究者の香川芳子女子栄養大学教授（当時）が「仲直りした記念に写真を撮りましょう」と言って、撮ってくれたのがこの写真（前ページ）です。カンネル教授がサインをしました。向かって左端は共同研究者の松崎俊久東京都老人総合研究所疫学研究室長（当時）、私はその右側です。私の心理状態がよく表れています。

カンネル博士の言った論文は、この学会の1年前に出されました。そのエッセンスを図表4（次ページ）に示します。これは、45歳から64歳までのハワイの日系人男性8000名を9年間追跡した結果です。スタート時の血中コレステロールの値により、3大疾患の死亡率がどのように違うかを見たものです。

アメリカの死因の首位である心筋梗塞などの虚血性心疾患の死亡率は、コレステロールが高い人ほど高く、対照的に日本の死因の首位であるがん死亡率は、コレステロールが高い人ほど低くなっているのがわかります。

図表④

病気にかかっていないときの健康診断での血清コレステロール値別９年間の成人病死亡率

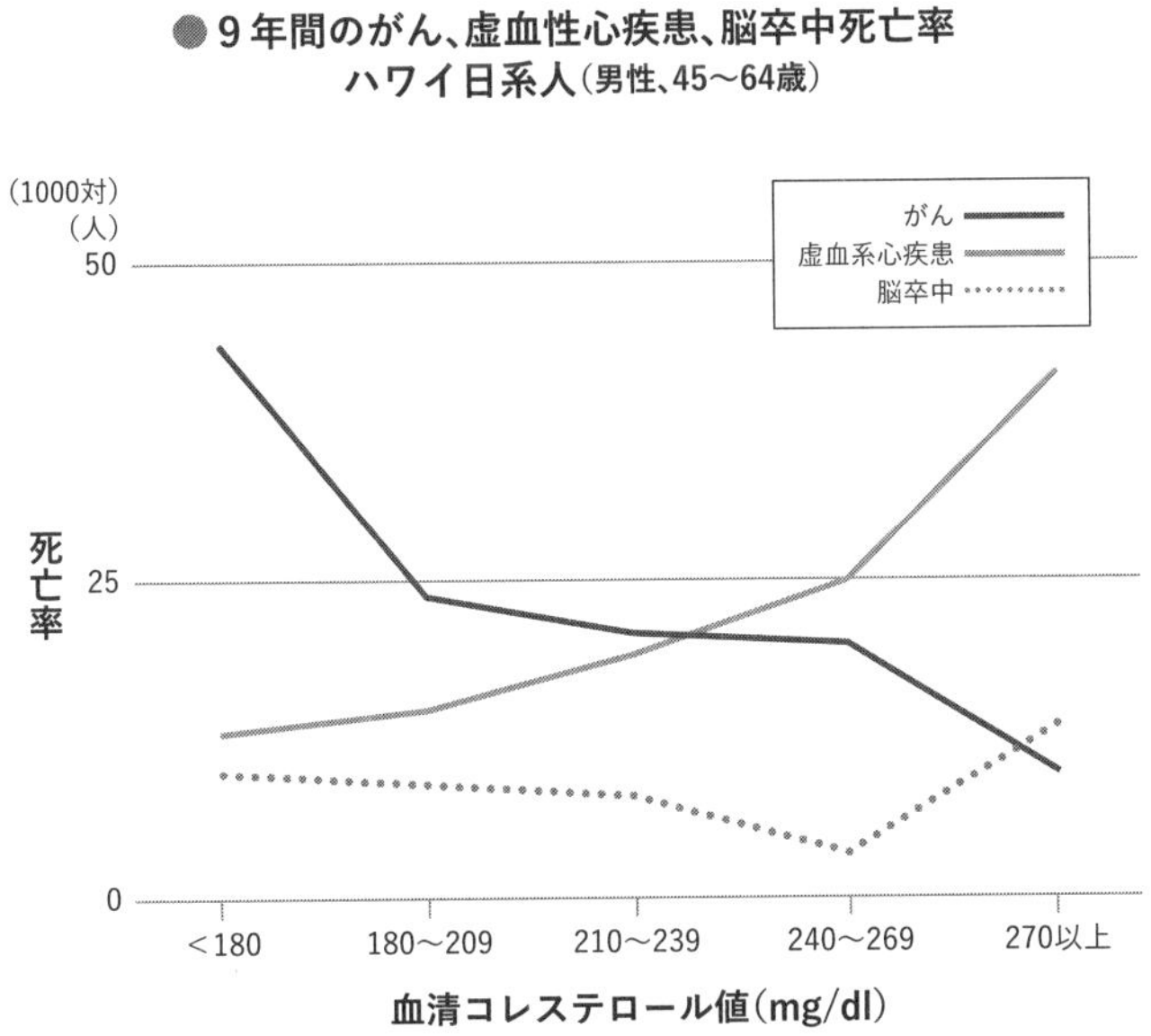

これに肺炎、自殺などすべての死亡率を重ねてみると、コレステロール値199～239のグループの死亡率がもっとも低かった。

出典：柴田 博『元気に長生き元気に死のう』保健同人社 1994年

脳卒中死亡率の関係は直線的ではありません。コレステロール値240〜269㎎までは、コレステロールが高いほど死亡率は低くなりますが、270㎎以上では死亡率が高くなります。

これには理由があります。脳卒中（脳梗塞、くも膜下出血、脳出血の総称）のうち脳出血は、これもタンパク質や脂肪の不足したコレステロールの低い人に多くなります。また脳の血管が詰まる脳梗塞のなかでも日本人に多いラクナ梗塞は、細い血管に起こるものですが、これもタンパク質や脂肪が不足して血中コレステロールの低い人に多いのです。一方、アメリカ人に多いのは太い動脈に起こる脳梗塞で、栄養過剰の人に多くなります。したがってコレステロールと脳卒中死亡率の関係は直線的ではなく、U字型やV字型となるのです。

この三大死因以外の肺炎や自殺などをすべて加えた総死亡率は、血中コレステロール値が199〜239㎎でもっとも低くなります。つまり長生きをするわけです。

この研究の対象は高齢者を含まない若い集団です。先にみたフラミンガム研究でも、総死亡率をもっとも低くするコレステロールの値は、高齢になるほど高くなることが示されています。私たちの研究でも一般に、血中のコレステロールは加齢にともない低下します。**高齢になってもコレステロールが低下しないようにすることが長寿につながるのです。**

このハワイの日系人のデータは対象が高齢者ではないのでコレステロールの値は中庸がベストであることを示しました。ともあれ、この10年後に示された日本人の治療基準220㎎という指針は、ベストの指針です。

このように、日本に住む日本人と比較的似ているハワイの日系人の貴重な研究は、まったく無視されたのです。勉強不足なのか隠ぺいなのか、不思議なことです。

図表5（次ページ）はハワイの日系人の脂肪、飽和脂肪酸、コレステロール摂取と10年間の脳卒中率の関係を、図表6（79ページ）はこの3つの栄養素と総死

図表⑤

脂肪摂取量が少ないほど脳卒中による死亡率が高い
―脂質関連栄養素摂取別脳卒中死亡率―

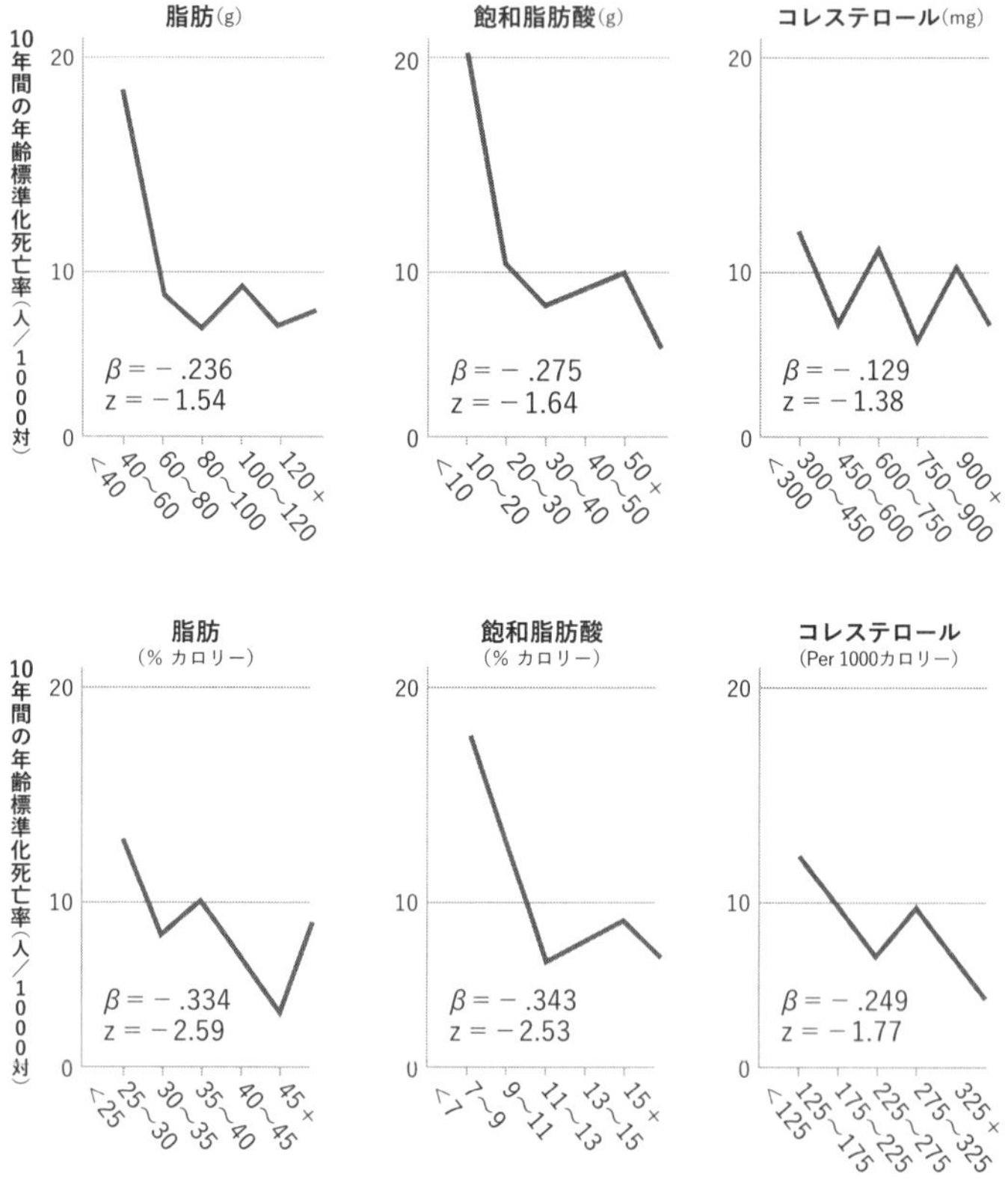

ハワイ日系人男性で脂肪摂取量40g未満群の
脳卒中死亡者がもっとも高かった。

出典:柴田 博『ここがおかしい日本人の栄養の常識』技術評論社 2007年
(McGee D 他 International Journal of Epidemiology 14巻 97頁 1985年)

図表⑥

脂肪摂取量が少ないほど死亡率が高い
―脂質関連栄養素摂取別死亡率―

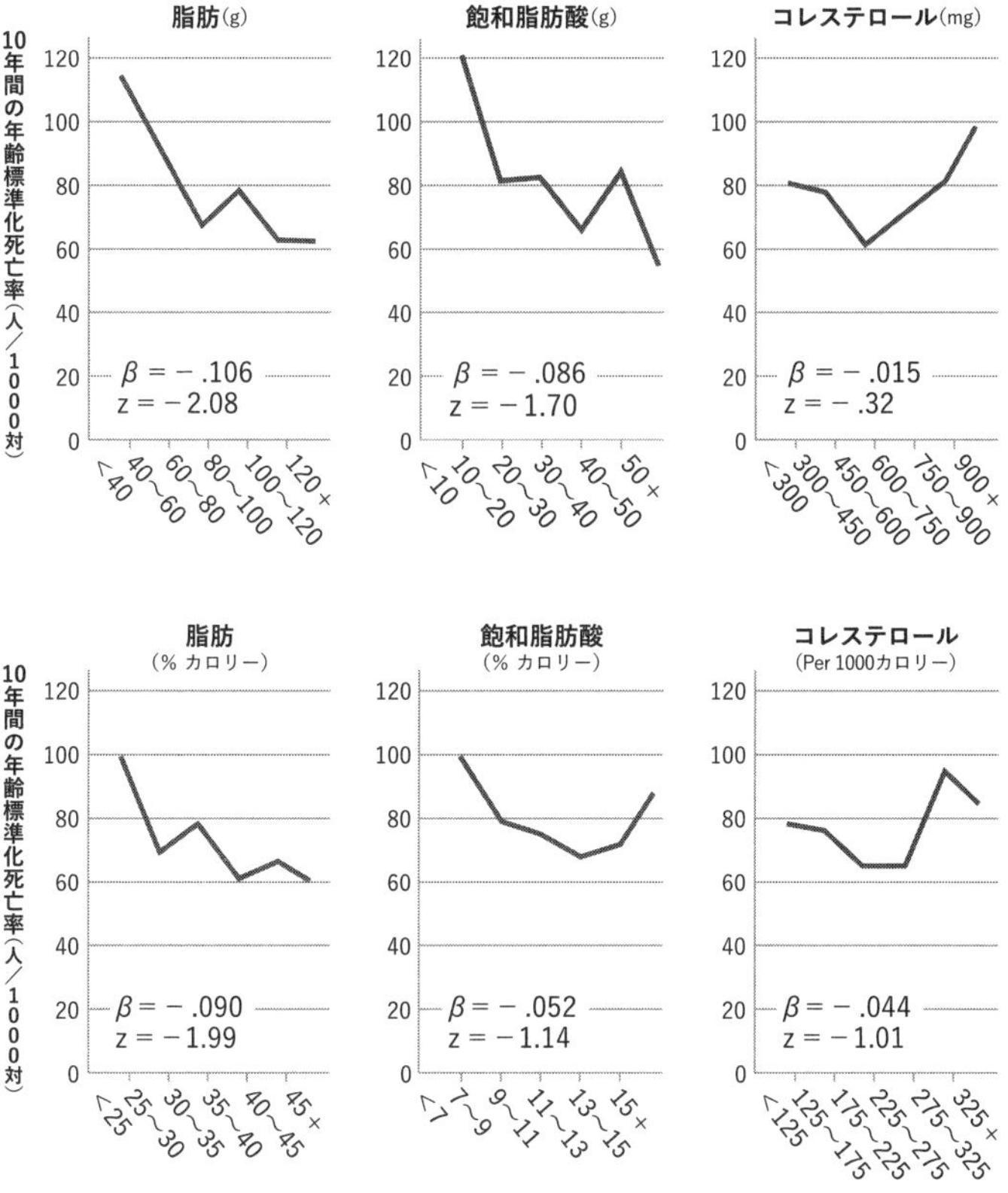

ハワイ日系人男性で脂肪摂取量40g未満群の総死亡率がもっとも高かった。

出典：柴田 博『ここがおかしい日本人の栄養の常識』技術評論社 2007年
(McGee D 他 International Journal of Epidemiology 14巻 97頁 1985年)

亡率の関係を示しています。

総死亡率も脳卒中死亡率も脂肪摂取40g未満で際立って高いことがわかります。このデータと比較して最近の日本人の中年男性の脂肪摂取量をみると、60～70gくらいです。しかし、ハワイの日系人ではこれ以上摂っているほうが総死亡率は低いのです。しかも、バターなどの乳製品に多い飽和脂肪酸が多いほうが、総死亡率も脳卒中死亡率も低いという結果です。

飽和脂肪酸は不飽和結合がないので、代謝されるとき、老化、がん化、動脈硬化の原因となる酸化物をつくりにくいというメリットがあります。脂肪ゼロの牛乳が多くのメーカーから発売されるなど、植物油に多い不飽和脂肪酸のみ勧める風潮が一部にあります。不飽和脂肪酸も体内に必須ですが、体内で酸化物をつくりやすいという欠点をもっています。いずれの脂肪酸も過不足なくバランスよく摂取することが大切なのです。

ＮＩＨＯＮＳＡＮ研究には日本の研究者も参加して、日本に住む日本人と、ハワイおよびサンフランシスコに住む日系人の比較研究も行われました。サンフランシスコの日系人の栄養状態はかなりアメリカ人の平均に近く、疾病構造もそれに呼応していきました。

二つの集団で、エネルギーには差がありません。差があったのはタンパク質です。タンパク質全体ではハワイの日系人のほうが少し多い程度ですが、そのうちの動物性タンパク質は、かなりハワイの日系人が多い。また脂肪摂取量も、ハワイの日系人でかなり多くなっていました。

１９８０年頃の日本人の平均寿命は男性で73歳前後、女性で78歳前後という世界のトップレベルに達し、国同士の比較をするとアメリカを抜いていました。しかし**ハワイの日系人の寿命は日本人の平均を上回っていたのです。動物性タンパク質と脂肪の差が寿命の差をもたらしている**ものと推察されます。

今日《こんにち》の日本人の脂肪の摂取量目安は全摂取エネルギーの20％以上30％未満とされ、30％を超えないことが金科玉条とされています。しかし、ハワイの日系人や香港の人など、30％を越えている人々の平均寿命が、日本人より長いことに注目する必要があります。

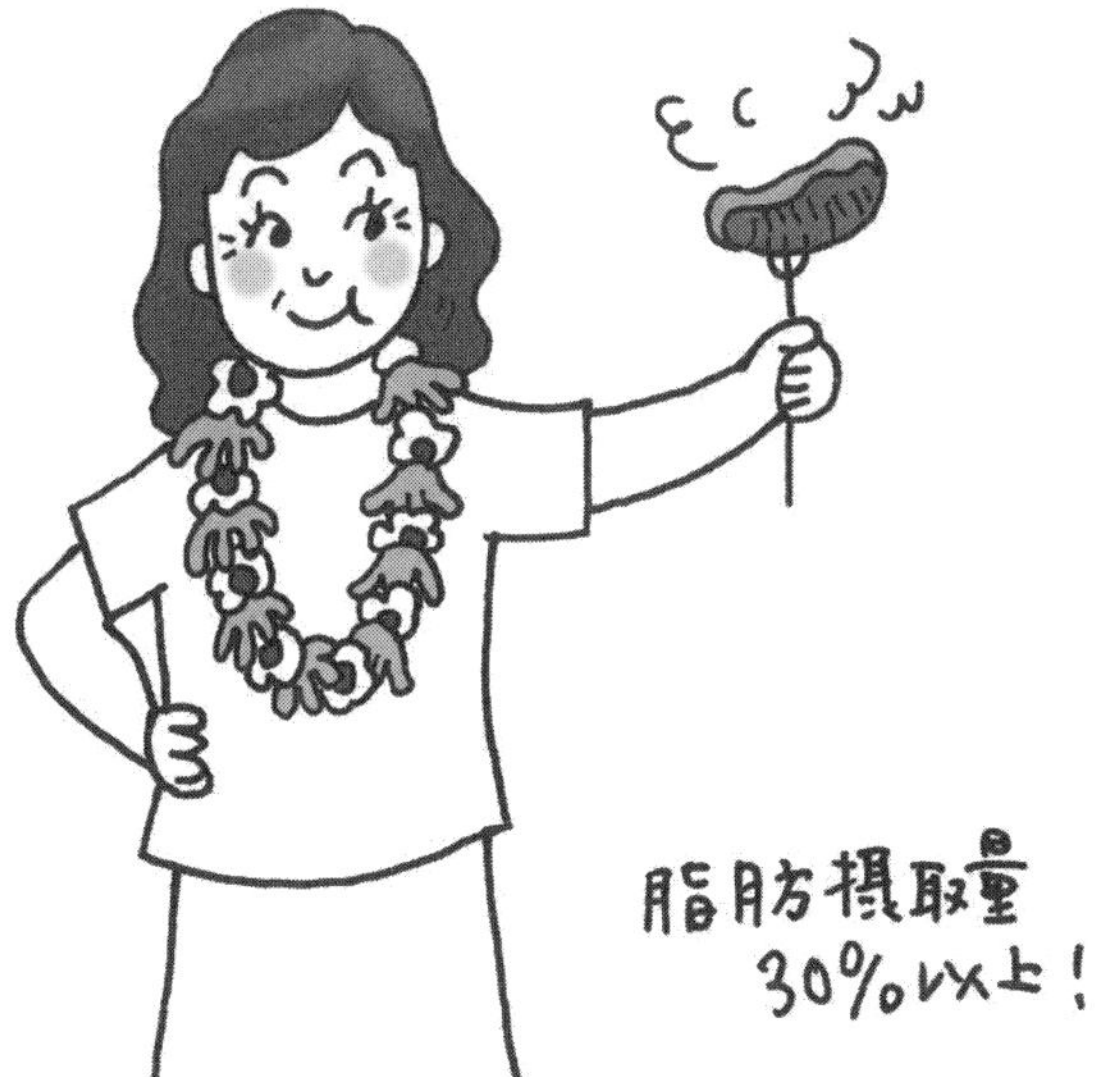
脂肪摂取量
30%以上！

▼相次ぐ長寿伝説の崩壊

長寿村で食べているものに秘密はあるのか？

人口学（Demography Population Studies）は、老年学と同様、まだ１００年ほどの歴史しかもたない新しい学問です。

人間の限界寿命は１２０歳を超えないことが今ではほぼ定説となっています。しかし半世紀くらい前には、世界の長寿地域で、１２０歳以上で子どもをつくったなどという話が結構信じられたりしたものです。それはきちんと戸籍を調べないと正確なところはわかりませんが、戸籍そのものが信用できない場合が多いのです。世界のなかで日本の戸籍制度はもっとも正確なもののひとつですが、出生と関連する記録が教会の洗礼記録のみであるといった国がたくさんあったのです。

桃源郷のような人里離れたところを幻想とともに長寿村と呼び、そのライフスタイルを学ぶという長寿信奉は、世界中に認められました。周囲の地域は短命なのに、ポツンと存在する特定の僻地《へきち》を長寿地域と規定して疑いもしないといったことが、20世紀の後半まで続いたのです。

図表7（次ページ）は、長い間世界三大長寿地域と信じられていたところの特徴を示しています。このうち、南エクアドルのビルカバンバには1970年にアメリカの調査団が入り、徹底調査を行いました。その結果は次のとおりです。

①年齢を100歳以上と自称する23名のすべてが誤りで、実際の平均年齢は86歳でした。

②自称90歳以上もすべて誤っており、平均年齢は81・5歳でした。70歳以上にな

図表⑦

世界三大長寿地域

地域	ビルカバンバ	フンザ	コーカサス地方
国名	南エクアドル	西パキスタン	アゼルバイジャン ジョージア アルメニア（旧ソ連）
地域の特徴	・赤道直下アンデス山中 ・標高1500m ・渓谷 ・年平均気温20℃ ・常春	・ヒマラヤ山中の渓谷 ・夏 30〜40℃ ・冬 0℃以下 ・標高500m以上	・旧ソ連コーカサス地方 ・夏 30℃ ・冬 0℃以下 ・標高500〜2000m
長寿者	・4,564人中 センテナリアン16人 ・140歳以上が 2人いる	・28,000人中 センテナリアン6人 ・145歳の長寿者、 ・90歳で子供を作った 男性の存在	例）・グルジア共和国 470万人中 センテナリアン1844人 ・120歳以上62人
宗教	カトリック	近代宗教はない	―
食習慣など	・穀物、豆中心 ・酒、タバコをかなり たしなむ	・穀物あるいはそのパン、 野菜、豆、牛乳まれに肉、 酒	・主食は粉 ・野菜、果物が多い ・牛、羊、山羊の乳 ・その製品が多い ・酒、タバコをたしなむ

出典：柴田 博『疫学からみた長寿と食事』木村修一 川端晶子 種谷真一 太田贇行 編
『長寿食辞典』サイエンスフォーラム 1995年 1555〜80頁より一部修正

ると急に年齢詐称する人が多くなりました。

ビルカバンバは周辺地域と同様、なんの変哲もない単なる過疎村だったのです。旧ソ連のコーカサス地方は、19世紀にロシア帝国に編入されてから年齢誇張が多くなりました。長引くトルコおよび西欧とのクリミア戦争で、徴兵逃れのためもあったと指摘されています。また、1917年にソ連になってから、世界初の社会主義国家として、国威発揚のための長寿政策が上手くいっていることを装うために、地方の役人が中央政府に人口動態のデータをねつ造して送っていました。そのことは、1991年ソ連の崩壊にともない明らかとなります。

実は、老年学の研究所をもっとも早く創設したのは旧ソ連で、ウクライナにおいて1958年にスタートさせました。その次は私の勤務した東京都老人総合研究所で1972年、その2年後にアメリカの老年学研究所（NIA：National Institute on Aging）が創立されたのです。

ソ連崩壊後、ロシアの研究所の勢いはなくなりましたが、1980年代には研究者がときどき東京都老人総合研究所を訪れ、議論を交わしました。私たちはコーカサス地方の長寿者のデータは間違いであることを主張しましたが、彼らは正しいと主張し、いつも物別れに終始しました。そしてソ連崩壊の1991年以降、ロシアの研究者の訪問はなくなりました。

さて、日本における幻の長寿地域についても真実を知っておいたほうがいいでしょう。

東北大学名誉教授の近藤正二氏（1893〜1977）は長寿食研究者としてつとに高名でした。いわゆる長寿村と短命村を訪問し、1972年に『日本の長寿村・短命村』という著書を出版。長寿のために、

①米の偏食・大食を止める
②肉、魚、卵または大豆を毎日食べる
③野菜はなるべく多く摂る
④油は少しずつ毎日食べる
⑤海草を常食する

⑥牛乳を毎日飲む

等の食習慣を勧めていました。今日的にも的を射た提言をしていたのです。

しかし、今の私からみると望ましくない傾向が出てきました。

ひとつは先に挙げたハワイの日系人に関し、食生活が欧米化して心臓病が増加し、寿命が短くなっていると思い込んでしまったことです。先に述べたようにハワイの日系人は世界一の長寿だったのに、近藤氏は思い違いをしてしまったわけです。

近藤氏は先の著書において、70歳以上の人口割合が高い地域を長寿村と規定したのです。しかし当時は、平均寿命が70歳を超え、若年人口が都市に流入し、地方の過疎化が進んだ高度経済成長期。つまり近藤氏の指標は長寿の指標ではなく、若者が減った結果としての過疎化の指標であると、私たちは考えていました。

しかし、近藤氏の著書の影響力は大きく、彼の基準で長寿地域とされた山梨県棡原《ゆずりはら》地区も長寿村として有名になりました。動物性タンパク質を摂らずに、アワ、ヒエ、大豆を常食とし、1日6杯の味噌汁を飲んでいることが長寿の理由とされ

図表⑧

“長寿地域”桐原地区の日本における位置

長寿指標	全国（1975）	秋田県（1975）	沖縄県（1975）	桐原地区（1977）
超高齢者（%）	0.92	0.55	2.46	0.90
長寿率（%）	4.86	5.26	7.25	9.38

超高齢者率：90歳以上人口／65歳以上人口
長寿率：70歳以上人口／全人口

出典：柴田 博 他『日本人の粗食長寿信奉—その系譜と超克への試み』応用老年学 16巻 145-153頁 2023年

たのです。この桐原は全国的に有名となり、そこでの食物を賞味することを目的として、観光バスが東京駅の八重洲口から桐原に向け定期的に通うほどの人気を博するに至りました。

共同研究者の松崎俊久氏と私は、この桐原地区は長寿地区ではなく単なる過疎地区に過ぎないと考え、その検証を試みました（図表8）。

超高齢者率は65歳人口に占める90歳以上人口の割合であり、私たちはこれを長寿の指標としました。近藤氏の規定した長寿率は全人口に占める70歳以上人口の割合です。しかし平均寿命が70歳を超える時代においては、これは長寿ではなく過疎の指標と考えました。桐原地区は図表8に示すように、過疎の指標である長寿率が全国の倍くらいになっています。長寿の指標である超高齢者は全国並み、長寿だった沖縄の半分以下の数値となっています。

桐原地区は全国の水準からみて特別短命ではありませんが、長寿というわけではありません。過疎地域と考えるのが妥当と思われます。私たちのこの考え方は比較的抵抗なく受け入れられ、まだ世界的には一掃されてはいない、過疎地域を長寿村と特別視するドグマ（独断）は比較的少なくなったように感じます。

日本の戸籍と人口統計は、世界に誇ることができるほど正確であると私は考えています。だからこそ日本の研究者は、世界中の長寿迷信を一掃することに貢献すべきだと思います。

世界三大長寿地域のひとつとされた西パキスタンのフンザには、南エクアドルのビルカバンバで行われたようなアカデミックな調査のメスは入っていません。しかし、いつの間にか長寿地域として持ちあげる人がいなくなりました。１４５歳で子どもをつくったなど、あまりにも荒唐無稽なエピソードに満ちており、人口学の発展とともに、その神秘性を失ったのでしょう。

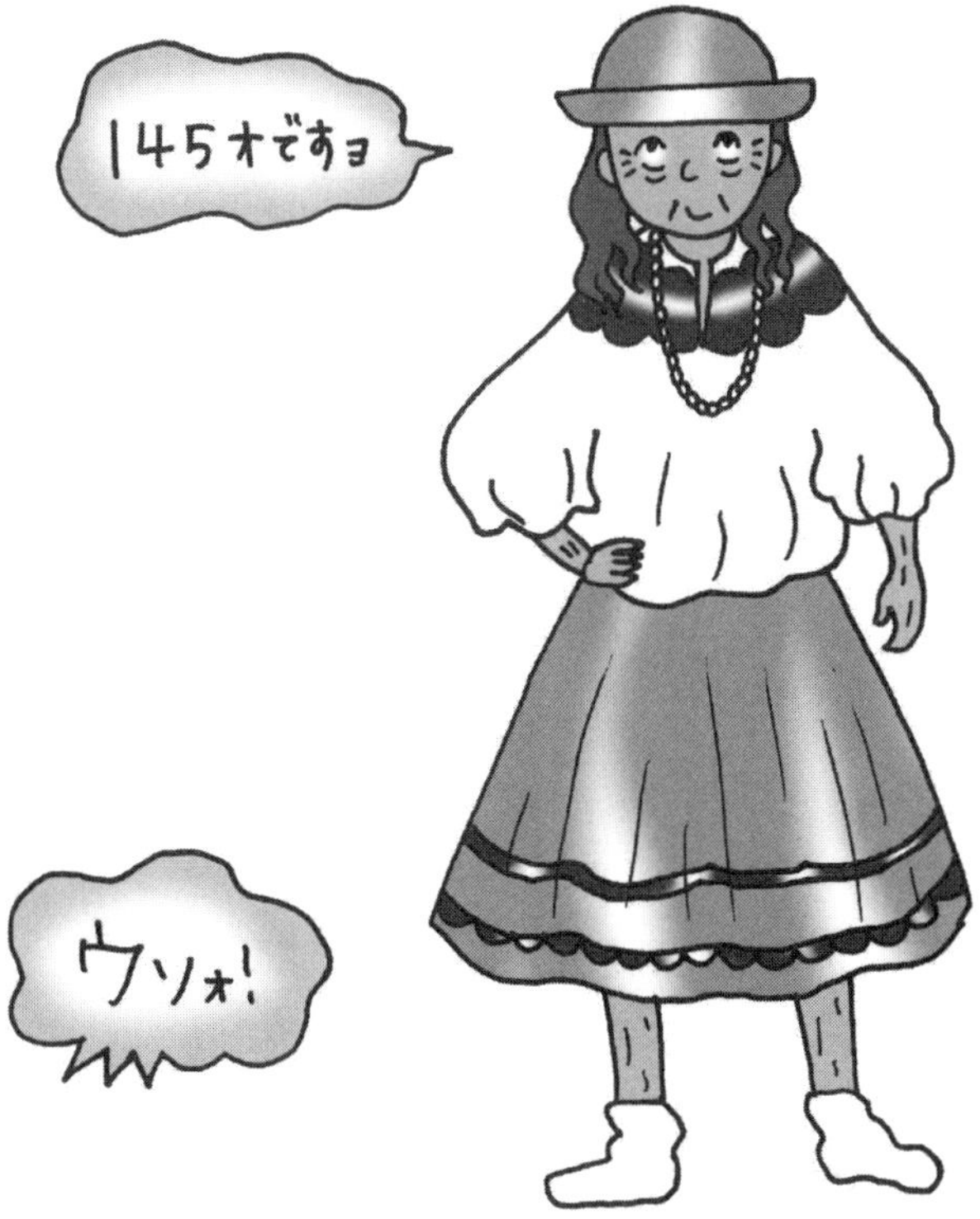
145才ですョ
ウソォ!

▼百寿者（センテナリアン）

100歳まで生きるなら、動物性タンパク質がカギになる！

日本には昔から、長生きする人は、年をとってからは生臭いものや脂っこいものを避け、精進料理のようなものを食べているという思い込みがありました。しかし、お坊さんの墓などを調べ、長生きしたのは〝なまぐさ坊主〟であり、精進料理のようなものを食べていたお坊さんは、逆に短命であったことを確認した研究者もおりました。

日本以外にも粗食長寿信奉が少なくなかったことは、先に紹介した世界三大長寿地域に粗食の地域が選ばれていたことでもわかります（図表7 86ページ）。

人間の飽くなき長寿への憧れは、同じように、100歳を超えて生きるとされる百寿者（センテナリアン）に対する関心が高いことにも伺えます。

長寿地域は特殊な場所に限られますが、百寿者はいずれの国にも存在するわけですから、一層強く興味の対象となります。この百寿者のデータも人口学の未熟な20世紀の中頃までは怪しいものでした。その怪しいデータをベースにして、ライフスタイルを学ぼうとするわけですから、正確な結果が出るわけがありません。

20世紀の中頃を過ぎても、人口あたりの百寿者の割合が大きい国のほうが、平均寿命が短いという奇妙なことがWHOのデータを基にしても表れています。

平均寿命の長い国、たとえばスウェーデンの百寿者は人口10万人あたり0・61、フランス0・65、日本0・12、西ドイツ0・15といった具合です。一方、平均寿命の短い国々では人口10万人あたりの百寿者は多く、ボリビア73・22、ドミニカ54・12、フィジー40・0、プエルトリコ39・94となっています。

今では平均寿命が長くなるにつれ、人口あたりの百寿者が上昇することは常識となっています。我が国で老人福祉法が制定された1963年（昭和38年）には、日本での百寿者はわずか153名でした。後で紹介する1972〜73年の百寿者調査のとき、復帰した沖縄県の方々を加えても百寿者はたった405名でした。それが1998年には1万人を超え、2024年には9万5000人にのぼり、54年連続して増加していることがわかりました。日本のように戸籍と統計がきちんとしている国では、平均寿命と百寿者の数は相関していることが示されています。

人間（とくに日本人？）は数値に誤魔化されやすい動物です。数値の信頼性にたえず気を配っていないと、現状認識を誤ってしまいます。

寿命に関する統計で面白い（？）経験をしたことがあります。先にソ連は1991年の崩壊によって国威発揚、徴兵逃れ、担当役人の誤魔化しなどにより、大幅に人口統計データを改ざんしていたことが露呈したと述べました。ソ連の人口統計に関する問題点は、実は1980年代から感じておりました。世界の国々の平均寿命の推移を分析していて奇妙なことに気づいたのです。

世界の国々の平均寿命は多少なりとも年々上昇してきていました。しかし、ソ連の平均寿命のみ、ある時期から下ってきていたのです。あるとき、これを国際学会で発表したところ大きな反響を呼び、多くの質問が浴びせられました。その原因は何かと聞かれても「原因はわかりません」と答えるしかありませんでした。聴衆はドッと笑いました。

学会の帰路、エコノミー席で安酒を舐めているとき、ふとある考えが浮かびました。ちょうどその頃、我々はソ連の老化研究所の研究員の訪問を受け、コーカサス地方の長寿データの信頼性について否定的な見解を述べていたのです。私は「ひょっとするとソ連のなかで統計データの精度が改善されているのではないか。したがって実際には平均寿命は低下していないのに、下降しているように見えるのではないか」と気づいたのです。しかし1991年の前に人口統計のそのような変革があったのか否か、確認のしようがないので、謎は残ったままです。

私は、東京都老人総合研究所が1972〜73年にかけて全国の百寿者の調査を行ったとき、併設の病院の一員でした。研究所では兼務研究員でした。全国405名の百寿者のうち117名を選び、1日2軒ずつ家庭訪問を行って2年間で終わらせるというハードな計画がありました。精神科医（または心理学者）、栄養学研究者、社会学研究者、内科医師とその助手の5名チームでした。担当できる内科医師は研究所では前述の松崎室長のみなので、私が対象の半分の方を訪問することになりました。

百寿者の調査研究は1965年から世界的に始まりましたが、食生活や栄養のことを扱ったものはありませんでした。それだけにこの問題には注意が払われました。研究所の栄養学研究室の室長はまだ空席で、国立栄養研究所の研究者が応援に駆けつけてくれました。

この百寿者の研究が、直接、フラミンガム研究の推進者に「コレステロール悪者説」を考え直すインパクトを与えたとは考えられません。前述したように研究リーダーのカンネル博士が直接インパクトを受ける論文が出されたのは、この百寿者の研究の10年近く後のことだからです。

しかし、この百寿者の研究結果は「コレステロール悪者説」におびやかされている研究者や市民に、何らかの示唆を与えたことは否めません。その点を考え、この百寿者調査のアウトラインについてまとめておきたいと思います。

食事は一言でいうと「バランスよく食べていたい」ということに尽きます。そして、食事内容から栄養素を分析した結果、意外なことがわかりました。当時の国民栄養調査で調査された日本人全体のデータと比較して、全摂取エネルギーに占めるタンパク質のエネルギーの割合が大きいことでした。全国民の平均は14・6％なのに百寿者は、男性16・0％、女性16・9％という数値でした。さらに驚いたことに、**タンパク質全体のなかの動物性タンパク質の割合が、全国民の平均が48・7％（今日より少し低い）であったのに、百寿者のほうは男性59・6％、**

女性57・6％と欧米人並みだったのです。

私は、それまで勤めていた大学の医局でも、脳卒中の多い地域を調査し、**動物性タンパク質の不足している人は脳卒中になりやすい**ことを知っていました。それでも長生きする人は、肉料理や脂っこいものを避け、精進料理のようなものを食べているという先入観を完全には覆せませんでした。まさに〝カルチャーショック〟というか、とにかく、驚きました。

実は、その後1981年、日本における第2回目の百寿者調査が、国の「財団法人健康体力づくり事業財団」により実施されました。私たちも協力しました。このとき、百寿者は1018人に増えていました。この調査も方法は異なりますが、私たちのエビデンスを支持するデータを得ることができました。

対照群とされた20歳以上の全国の代表サンプルと比較し、「魚介、肉、大豆製品、卵を毎日2回以上食べる割合」が百寿者（54・4％）は対照群（20・4％）の2倍以上にのぼったのです。ちなみに、牛乳を毎日2回以上飲む習慣は、百寿者

26・9％、対照群26・0％と大きな差がありませんでした。脂っこい料理を日に1回以上食べるのも百寿者36・2％、対照群36・6％と差がありませんでした。一方、緑黄色野菜を毎日2回以上食べるのは対照群13・2％に対し、百寿者は30・2％と大きく上回っていました。

沖縄や東京都で百寿者を対象とする研究が続けられてきました。1993年に前述の事業財団、2000年には私がリーダーを務めた科学技術庁の特別プロジェクトで、全国の百寿者の半分を対象に調査が行われました。しかしそれらにはここに示したような詳しい食生活や栄養の調査は含まれておりません。残念ながら、研究費は、発見されたことを追認する目的には使えないのです。常に新しいテーマが求められるからです。

当然ですが、ここに示したような研究の結果も時が経つにつれて忘れられます。研究は忘れられてもよいけれど、そのコンセプトは何時までも記憶されてほしいと願っていますが、なかなかそうもいきません。新しいことを生み出すことと、それを普及させることを両立させることの難しさを、研究者としてしみじみ感じます。

アメリカ人の知人に「普及させる仕事は、現役の研究者のやるべきことではない。分業が進んでいるアメリカにはライターがたくさんいる。研究者より専門ライターのほうがはるかによい文章を書く」と忠告されたことがあります。言われてみるともっともなことではあります。

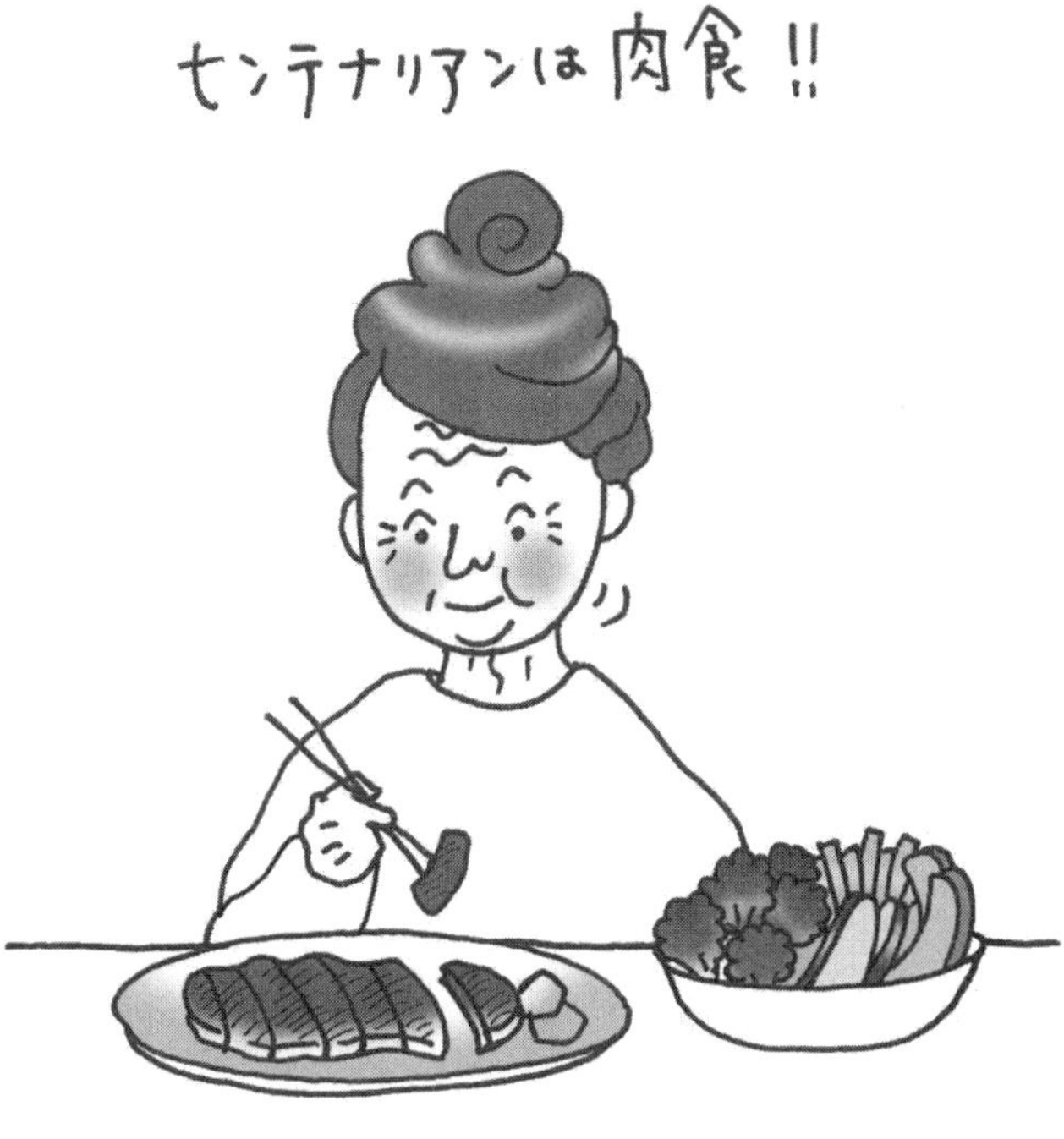
センテナリアンは肉食!!

▼沖縄県の教訓

長寿大国・沖縄はなぜ短命になったのか？

私たちは、1980年代になって、当時のもっとも長寿な県である沖縄の実態を調査しました。

なかでも女性の寿命が日本一の沖縄本島北部にある大宜味村《おおぎみそん》を対象としました。その対照として、平均寿命の順位の低い秋田県の南外村《なんがいむら》（現・大仙市）を選び、同じ手法を用いて比較しました。当初、秋田県の県庁の方々は、南外村を短命村と呼ばれることを快く思いませんでした。したがって日本語の出版物では〇村、N村と表記されました。

沖縄は、調査を始めた1980年代の中頃には、男女とも都道府県の平均寿命のトップの座を誇っていました。しかし次第にその位置は低下し、2000年には男性のランキングは26位にまで低下しました。このときには〝26ショック〟というキャッチフレーズが飛び交いました。驚いたことに2023年には、男性のランキングは43位にまで低下したのです。

これに対し、多くの学者や行政官は「**沖縄は脂の摂取量が多過ぎたので、そのツケが回ってきたのだ**」とコメントしています。

2014年、あるテレビ番組で沖縄問題に関係の深いある教授がこのようなコメントをしました。影響力が大きい番組だったので、私はこの番組のMCに抗議の手紙を出しました。日を待たずにMCではなく二人の番組担当者が、私が学部長を務めていた大学を訪れました。二人は私の説明に同意し、のちに、同じ番組のなかで短い修正のコメントが発せられましたが、その影響はほとんどなかったと思います。そのときつくづくマスコミの怖さを思い知らされました。**フェイク**

ニュースでも一旦発せられると、その修正は不可能に近いという現実を突きつけられたのです。

沖縄が「コレステロール悪者説」の終焉に貢献したのは、逆説的に、と言うか、皮肉にも、と言うか、自らの政策の失敗によってなのです。

考えてみると沖縄は、明治政府により琉球王国が日本に併合（1879年）されて以来、多くの苦難の道を歩んできました。第二次世界大戦のときは日本で唯一の本土決戦の場となりました。国土面積の0・6％しかない沖縄に、アメリカの基地の7割があり、具体的にも政策的にも多くの犠牲を強いられています。健康政策にしても本土（沖縄の方々の言い方）のステレオタイプの学者や為政者による健康知識の暴力的ともいえる押しつけにより、保健政策が歪められてきたのです。そのことをこれから詳しく説明したいと思います。

まだ沖縄が日本一の長寿県であった1987年、大宜味村に一週間滞在し、65歳以上の高齢住民全員の総合的な調査を行いました。これから追跡調査をしていくベースラインの調査でした。行政はもちろん、琉球大学の教員や学生もこの調査に参加しました。調査内容は膨大で、ここでは説明しきれませんが、本書のテーマに関わるデータのみを紹介いたします。

この翌年の1988年、沖縄とまったく同じ内容、同じ方法で、やはり一週間かけて秋田県の南外村で調査を行いました。

調査内容は同じで、年齢・性別に両地のデータを比較しました。これから示す図表は、両地域の違いをクリアに比較するのが目的なので、対象数の少ない9歳以上のデータ、また数値が込み入ってわかりづらくなるので、標準偏差の数値は割愛いたしました。

図表9（次ページ）は、血中総コレステロール値の大宜味村と南外村の比較です。男女とも、女性の70～74歳を除くすべての年齢で、大宜味村の値が南外村の

図表⑨

大宣味村と南外村の血中コレステロール平均値比較

男性

年齢	大宣味村（238名）	南外村（319名）
65-69歳	204.09g/dl	180.32g/dl
70-74歳	198.97	185.99
75-79歳	192.18	175.62
80-84歳	190.68	173.88
85-89歳	194.38	157.00

女性

年齢	大宣味村（442名）	南外村（420名）
65-69歳	215.98g/dl	210.69g/dl
70-74歳	209.50	210.29
75-79歳	217.12	201.01
80-84歳	213.96	200.18
85-89歳	206.50	191.07

注：表を見やすくするため標準偏差は省略してあります。

出典：東京都老人総合研究所 沖縄県大宣味村老人保健調査 1988年
東京都老人総合研究所 秋田県南外村老人保健調査 1989年

それを上回っています。

図表10（次ページ）は血中アルブミン値の比較を示しています。男女とも、すべての年齢で大宣味村の値が上回っています。コレステロールもアルブミンも、南外村では加齢にともない数値が低下しています。しかし、大宣味村では低下の程度が軽いのです。高齢者の余命や認知能力に関係する体内成分として、赤血球に含まれる血色素がありますが、これもアルブミンとまったく同じに大宣味村のほうではすべての年齢で高く、80歳を過ぎてもあまり低下しません（残念ながら紙幅の都合で

図表⑩

大宣味村と南外村の血中アルブミン値の比較

男性		
年齢	大宣味村（235名）	南外村（287名）
65-69歳	4.34g/dl	4.18g/dl
70-74歳	4.21	4.14
75-79歳	4.25	4.00
80-84歳	4.19	4.06
85-89歳	4.13	3.73

女性		
年齢	大宣味村（440名）	南外村（420名）
65-69歳	4.32g/dl	4.26g/dl
70-74歳	4.30	4.26
75-79歳	4.27	4.21
80-84歳	4.22	4.08
85-89歳	4.23	3.38

注：表を見やすくするため標準偏差は省略してあります。

出典：東京都老人総合研究所 沖縄県大宣味村老人保健調査 1988年
東京都老人総合研究所 秋田県南外村老人保健調査 1989年

その図表は割愛いたします）。

コレステロールという医学用語は、極めてよく知れ渡っている言葉です。しかしそれは日本人に際立っているようです。

半世紀近く前、アメリカの雑誌に**〝コレステロール〟という言葉の認知度は、高コレステロールに悩んでいるアメリカの国民より、コレステロールの高くない日本国民のほうに高い**という調査結果が報告されていました。

「コレステロール悪者説」は海を渡って日本人に大きなインパクトを与えていたわけです。

コレステロールという言葉の認知度は高い一方、アルブミンの認知度は高くありません。しかしこのアルブミンは血中でのもっとも大切な栄養（タンパク質）の指標です。アルブミンが低下すると余命が短くなり、認知能力の低下、うつ状態の進行のほか、感染症の危険性も高まることがわかってきました。私たちのみでなく、ほかの研究者たちからもエビデンスが出されています。

しかし、まだ研究の歴史はコレステロールと比較すると浅いのです。地域高齢者における研究で、**血中アルブミンが低くなると死亡率が高くなる**ことを初めて実証したのは、1992年にイギリスの老年学雑誌に載った私たちの論文でした。これは、先に紹介した小金井市の70歳住民422名の10年間のデータを分析したものでした。

図表3（59ページ）に示したように、コレステロールの低いことも死亡率を高めますが、その関連の強さはアルブミンのほうが上でした。これはアルブミンが低下している高齢者のデータで、若年・中年には認められない現象だと想像できます。しかし若いときの低栄養はその後の人生に悪影響を与えます。

詳しいことはわかりませんが、高齢者の健康診断にアルブミンを加えているところはあまり多くないと想像しています。私が東京都の研究所で働いていたこともあり、東京都の健康診断にはこれが入っていますが、入っていない事例も見ています。人間ドックも普及し高齢者の受診も多くなっていますが、大学病院で行っているドックでもアルブミンが検査されていないケースが散見されます。

▼平均寿命50歳の壁

脂肪の割合30％以下という迷信に惑わされるな！

私たちは大宣味村と南外村の受診者全員に食料の好みや食品の摂取の傾向、各食品の摂取頻度などを調査しました。しかし、どのような食品をどのくらい摂っているかを調査しないと、日々の食生活の献立をつくる上では不十分です。したがって65～79歳の、一定数の住民に食事記録をつけていただき、フードモデルなどを用いて、食べた食品を定量的に調べました。それを元に摂取した1日の栄養素を計算したのが図表11です。少し込み入っておりますが、栄養素の摂取を知る

図表⑪

沖縄大宜味村と秋田南外村の栄養摂取比較(65〜79歳)

		男		女	
		沖縄県大宜味村 n＝57	秋田県南外村 n＝91	沖縄県大宜味村 n＝91	秋田県南外村 n＝74
エネルギー	Kcal	1768±486	1956±594	1468±433	1395±412
タンパク質	g	73.8±25.7	67.8±18.7	59.9±21.2	53.2±16.0*
動物性	g	38.1±21.5	31.9±14.5*	29.0±15.7	25.2±11.5*
脂質	g	65.5±22.6	38.1±17.0**	48.4±21.7	35.2±15.4**
動物性	g	30.0±20.0	18.9±12.6 **	21.6±12.6	16.8±9.6**
糖類	g	210.2±63.3	284.4±99.5**	193.5±52.7	206.1±68.3
カルシウム	mg	596.3±306.7	451.2±237.1	525.9±277.8	446.5±207.7*
鉄	mg	11.1±5.6	**8.6±2.6*	9.5±3.7	7.8±3.1*
ナトリウム	g	3.5±1.3	5.4±1.8**	3.1±1.1	4.2±1.6**
ビタミンA	IU	3761±7487	1651±2947*	3690±5499	1944±2625*
ビタミンB1	mg	0.97±0.46	0.83±0.29*	0.85±0.43	0.69±0.25**
ビタミンB2	mg	1.30±0.85	1.05±0.48	1.14±0.52	1.01±0.44
ビタミンC	mg	170.8±133.7	82.7±84.3**	156.0±107.7	80.5±64.7**
総エネルギーに対するタンパク質エネルギー比	%	16.7±3.2	14.2±2.8**	16.2±2.8	15.5±2.8
総エネルギーに対する脂質エネルギー比	%	28.3±6.5	17.6±6.4**	28.8±6.7	22.5±6.9**
総エネルギーに対する糖質エネルギー比	%	48.3±10.1	58.2±7.9**	53.7±7.9	59.1±8.2**
総エネルギーに対する他の栄養素エネルギー比	%	6.7±6.4	10.0±7.5*	1.3±1.4	2.9±3.4**
総エネルギーに対する動物性タンパク質割合	%	49.4±16.4	45.9±13.4	47.9±15.4	46.0±13.7
総エネルギーに対する動物性脂質割合	%	50.5±19.3	48.3±18.1	45.1±15.9	46.7±19.0

* p <. 05　** p <.01

出典:柴田 博『疫学からみた長寿と食事』村修一 川崎晶子 種谷真一 編
『長寿食辞典』サイエンスフォーラム 155〜180頁 1995年

のに必須なデータですから、お付き合いください。

摂取総エネルギーは大差なく、男性では南外村のほうで少し上回っています。タンパク質は大宜味村のほうが多めであり、動物性タンパク質は有意に大宜味村で多くなっています。もっとも顕著な差は脂質にあり、両者の差が際立っています。総エネルギーに対する脂質エネルギー比は、大宜味村が大きく上回っており、男性28・3%、女性28・8%となっています。

このデータは高齢者のものですが、県民の平均をみると総エネルギーに対する脂質エネルギー比は30%を越えていました。

ついにステレオタイプの学者と、本土で教育を受けた保健従事者が**「沖縄県民は脂肪を摂り過ぎているので減らすべき」という科学的根拠のない恫喝**を開始したのです。

図表⑫

沖縄県民（県民栄養調査）と全国民（国民栄養調査）の脂肪摂取トレンド比較

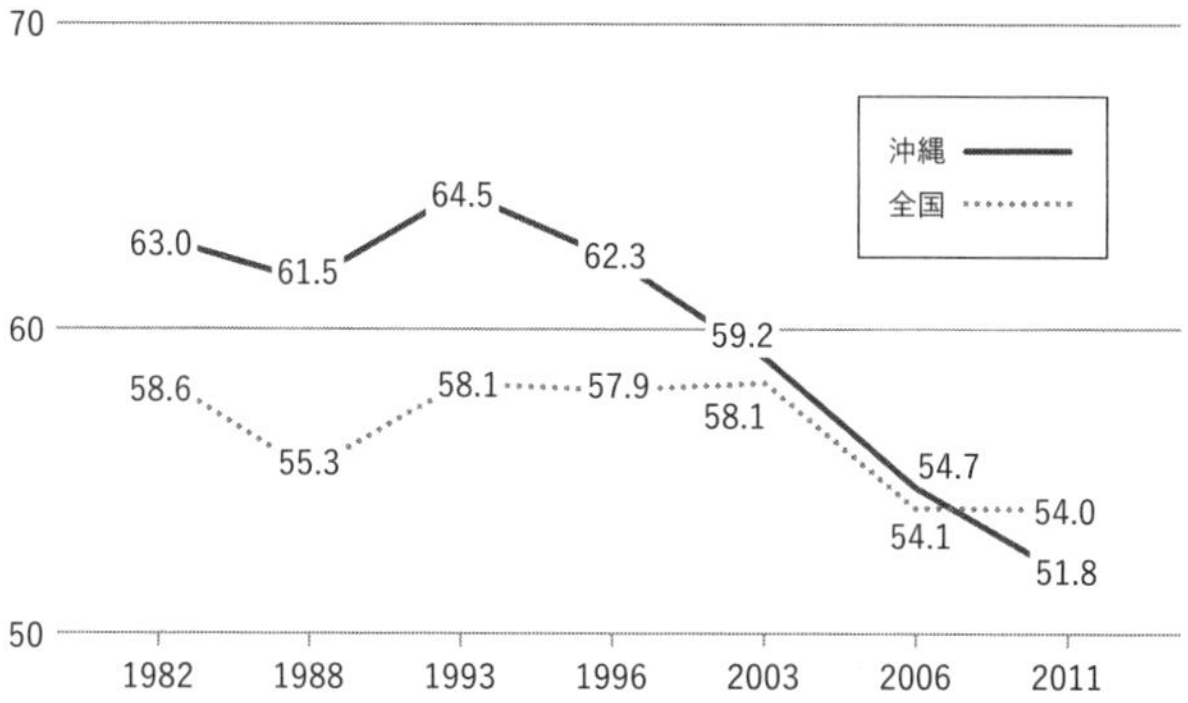

出典：柴田 博他『日本人の粗食長寿信奉 その系譜と超克への試み』応用老年学16:145-153 2023年

当時の日本の学者のマジョリティーは、総エネルギーに占める脂肪比は30％を超えてはならず、できれば25％未満がよいという、科学的にまったく根拠のないドグマに毒されていました。沖縄の脂肪摂取量はステレオタイプの学者と行政の暴力により低下させられ、都道府県別寿命のランキングも低下し始めたのです。

〝沖縄ショック〟または先に触れた〝26ショック〟という言葉をご存じでしょうか。

1985年に1位、1995年に4位だったのが、2000年に一気に26

位まで転落したのです。そして2020年には43位。政治政策の失敗も恐いけれども、保健政策の失敗も同じくらい罪深いのです。

事実を見ることと、真実を見ることは別ものです。私たちは、**沖縄は動物性タンパク質の摂取が多いから長寿なのだ**と主張し続けてきました。しかし、沖縄が長寿なのは、欧米人より動物性タンパク質や脂肪が少なく、植物性食品が多いから長寿なのだとする書籍が、日本と欧米の学者の共著により出されました（英語版と日本版で出版）。図表11（113ページ）に示したように沖縄のビタミンC摂取は多く、植物性食品の摂取が豊かなことは確かです。しかし沖縄以上に植物性食品の摂取が多く短命な県はたくさんあり、副次的な問題です。

図表12（前ページ）に、長寿であったときから最近までの沖縄と全国の脂肪摂取量のトレンドの比較を示しました。全国の摂取量も、多かったときから5g弱くらい減っています。しかし沖縄の減り方は著しく、多かったときから12g以上

減っており、ついに全国の摂取量を下回るまでに至ったのです。

私たちは、全世界のデータを分析し、脂肪摂取量と平均寿命の関連を見てきました。端的に言うと、**脂肪摂取量が多い国ほど平均寿命が長く**なっています。

最近この問題に関する興味深い研究が出されました。世界18ヵ国の30～70歳の13万5335名を7～5年間追跡した研究です。この研究は**総熱量に占める脂肪熱量の割合が大きい群ほど死亡率が低い**ことを示しています。脂肪摂取割合が35％以上の群で死亡率がもっとも低いのです。

長寿であった時代の沖縄県民、世界一の長寿を誇るハワイの日系人や香港の住民、そして今日の対象のいずれも脂肪割合は30％を上回っています。脂肪割合が30％を越えてはいけないとする日本の学者のドグマは、カルト宗教と同じであることを銘記しておく必要があります。

▼介入研究――その失敗の教訓――

コレステロールの低下とうつ病、認知症の関係とは？

疫学研究には、観察研究で有害とされた習慣（たとえば喫煙）や体内の物質（たとえば高コレステロール）を取り除いたり低下させたりすることで、よい結果が得られるか否かを調べる手法があります。これは「介入研究」と呼ばれます。

この介入研究は、治療や生活習慣の変更をアドバイスするための必須のプロセスとされています。

きわめて荒っぽく結論を言うと、**コレステロールを薬物で低下させる介入研究**

で成功したものはないのです。冠動脈性心疾患を減少させても、総死亡率は増加したといったものばかりです。

ここでは、大きなインパクトを与えたマルドーン教授らの研究について紹介したいと思います。

この研究は、欧米の代表的な6つの研究を合算して分析し、データを出しています。このような方法はメタ解析と呼ばれています。

図表13（次ページ）にその結果を示します。すべての疾患を総合した総死亡率は、コレステロールを低下させたほうに多かったことを示す結果が得られたのです。

心筋梗塞などの冠動脈性心疾患は、コレステロールを下げたことにより減少しました。しかしがん死亡がその効果を帳消しにするくらい増えました。そして何よりも**疾患と無関係の死亡がコレステロールを下げた群に極端に高くなっている**

図表⑬

血中コレステロール濃度低下の全死亡率および特異的死亡率に及ぼす影響

	相対危険度(95%信頼区間)	P値
総死亡	1.07(0.94〜1.21)	0.33
冠動脈疾患死	0.85(0.69〜1.05)	0.06
がん死	1.43(1.08〜1.90)	0.01
疾患と無関係の死	1.76(1.19〜2.58)	0.004

出典:柴田 博『中高年健康常識を疑う』講談社選書メチエ 2003年

ことが目立ちます。そのなかでも自殺の多いことが特徴的でした。ハワイの日系人データでも、コレステロールの低い群に自殺が多かったことは本書でも紹介しました。

すでに述べたように、コレステロールの25%は脳に含まれており、不足するとうつ病や認知症になりやすいことは理論的には明らかです。コレステロールが不足すると、認知症のリスクが上昇することを示す研究は、多くはありませんが存在します。一方、うつ病やうつ状態が、コレステロールが低かったり、低下させたりすると多くな

図表⑭

血中総コレステロールの三分位別うつの進行度（4年間）
―男性 65歳以上：195名―

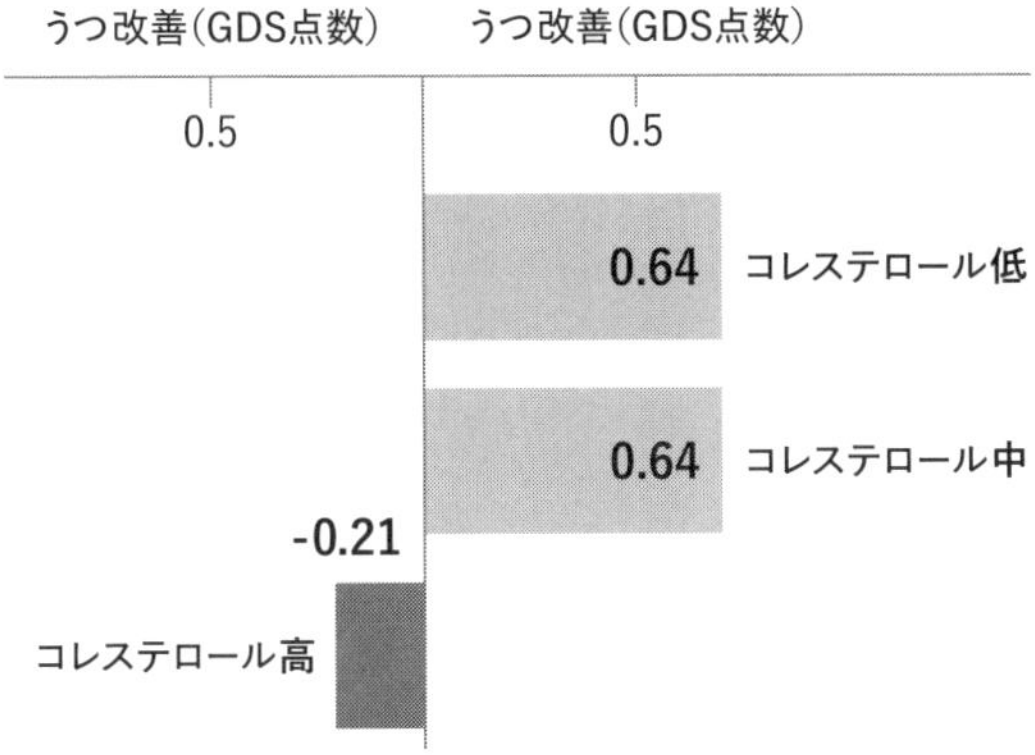

出典：柴田 博『中高年健康常識を疑う』講談社選書メチエ 2003年

ることを実証した研究はあまり見かけません。

私たちは、件の秋田県南外村の65歳以上の男性住民に、GDS（Geriatric Depression Scale）という尺度を用いてうつ状態を測定し、4年間観察しました。コレステロールの低い群と中の群ではうつ病は進行しました。一方、高い群では多少ですがうつ状態は少なくなりました（図表14）。このメカニズムとして、血中のコレステロールが低くなると細胞膜のコレステロールも低くなる。その結果、神経の伝達物質でうつ状態を予防するセロトニンが吸

図表⑮

総コレステロール別値と総・死因別死亡率
—J-LIT研究一次予防群47294名—

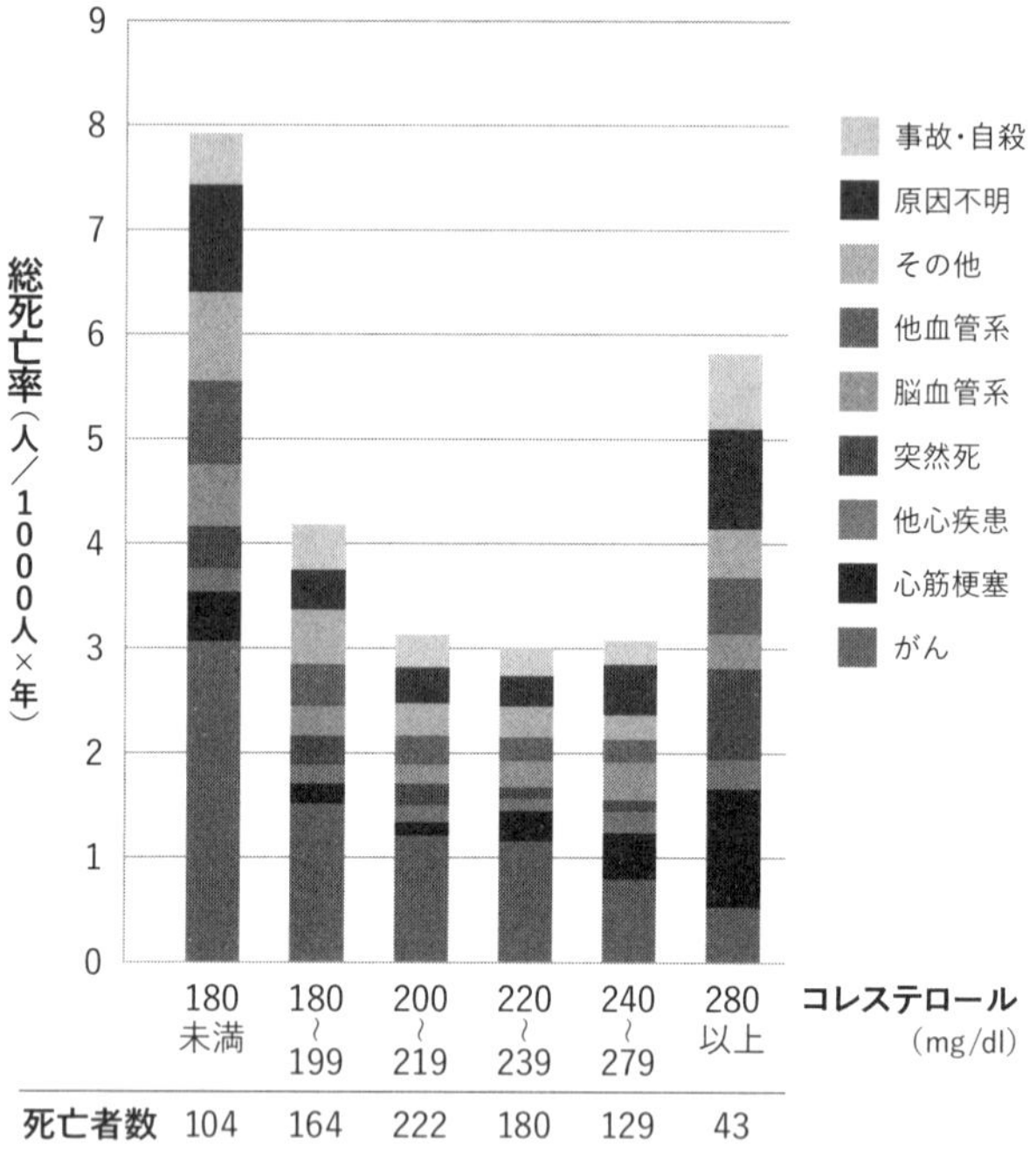

このグラフは、薬物でコレステロール値を一定以下にすると死亡率が上昇することを示しています。

出典：『日経メディカル』2001年2月号

収されにくくなることが原因とされています。

こうしたコレステロールを低下させる介入研究は日本でも行われました（図表15）。

この研究は全国4万7294名の、血中コレステロール220mg以上の30～70歳の男性と閉経女性に、コレステロール低下薬のスタチンを6年間投与して、各疾患の死亡率を見たものです。コレステロール180mg未満まで低下した群の死亡率がもっとも高く、心筋梗塞の死亡率さえも180～279mgの群を上回ったのです。

▼日本の低栄養化のトレンド

日本人は今、危機的な低栄養状態！

日本の医療や保健の専門家の平均的な認識は、かなり危険なものであることは、ここまででよく理解されたのではないでしょうか。その犠牲の典型は沖縄ですが、沖縄のみでなく、**日本全体が20世紀の終わりから今日にかけて低栄養化の道を歩んでいる**のです。

私は2018年、ドイツのLANBERT社から『Malnutrition in Japan Threaten

図表⑯

日本人の総熱量摂取量の推移

年	1946	1960	1970	1980	1990	2000	2010	2019
総熱量（kcal）	1903	2104	2210	2085	2026	1948	1849	1903

出典：国民栄養調査より

Longevity（日本の低栄養は長寿を脅かしている）』という著書を上梓しました。

その前年、イギリスの医学誌『ランセット』に、私が原稿を送った直前に『日本の平均寿命の世界的ランキングが今後大きく低下する』という論文が発表されていました。

図表16は戦後からの日本の総エネルギー摂取量（国民栄養調査）を示しています。

1946年から国民栄養調査がスタートしました。飢餓状態になった日本の今後を監視する目的でGHQが指令して始まったのです。このときの総エネルギーの摂取量は、1903キロカロリーでした。ピーク時は2000キロカロリーを超えていましたが、その後減少し、21世紀に入ってついに敗戦直後の値を下回るまでに至りました。高齢者の総熱量は減少せず、幼児や学童の年代で著しく減少したのです。その頃、日本では小児肥満が増えているといった間違った情報が喧伝されましたが、これらの影響もあったと考えられます。

総熱量が2000キロカロリーを超えていた頃の低体重児（2500g未満）は4～5％でしたが、21世紀に入り倍増しました。1990年代に入り、低体重児は将来、高血圧、心臓病、糖尿病などのいわゆる生活習慣病になりやすいというデータが欧米諸国から相次いで発表されました。しかし、あろうことか日本では、その動きとは正反対に、直後から妊婦の体重制限を厳しくする指針を出し、低体重児を倍増させる結果を招いたのです。

これはかつてフラミンガム研究が「コレステロール悪者説」の破綻を示す論文を出したのと軌を一にして、220㎎以上にコレステロール低下薬を投与する指針（らしきもの）を出したエピソードと酷似しています。

同じ日本のなかなので、産科や小児科の専門家も、成人・老人保健病の専門家も、情報に対する感性が似ているのかもしれません。悲しいことですが。

高齢になって、体重が減ったり、血中のコレステロールやアルブミンが減ったりするのは自然の摂理です。しかし、その低下の程度は社会的条件によっても違います。食生活を充実させることとともに、環境状態を整えることも大切です。

▼高齢期の栄養対策

「コレさえ食べれば長生きできる」そんな食物はない！

老化によって栄養の指標である体重、血中のアルブミン、コレステロール、血色素が減少してくるのは自然の摂理です。食べる量が減ったり、あっさりしたものを食べる傾向になったりすることも大きな要因となります。しかし、若いときと同じような食事をしていても、加齢にともない、消化吸収能力の低下や体内での合成能力の低下は避けられないので、栄養の指標も悪化していくことは避けられません。ともあれ、長寿の沖縄県大宜味村と秋田県南外村の比較でわかったように、**動物性タンパク質が多く脂肪もたくさん摂っているほうが、血中アルブミンやコレステロールが低下しにくい**のです。

そしてもっとも望ましくないのは、メディアに踊らされて長寿のための特効薬のような食べ物があると思い込み、そればかり食べようとする傾向です。また、反対に年をとったら肉料理や脂っこいものを避けようとする態度です。これらは昨今フードファディズムとよばれ、もっとも避けるべき発想です。年をとったら、肉を減らして魚介類を増やすほうがよいと主張する医師や栄養士はたくさんいます。しかし、この方々は、魚介類の摂取量がもっとも多い青森県の平均寿命が、このところ県別ランキングでいつも最下位であることを知らないのではないでしょうか。

もちろん、これは魚介類が体によくないことを意味しているわけではありません。かつて、魚介類の摂取が日本の半分にも満たないオランダから、魚介類の摂取の多い人は認知症になりにくいことを示す論文が出たことがあります。しかし、日本人では、まだ実証データはありませんが、魚介類より肉のほうが認知症予防に役立っている可能性があります。

要するに望ましいのは、特定の食品ばかりを食べることではなく「食のバランス」です。別の言い方をすれば、「食の多様性」なのです。私たちの研究では、食物の種類は多いほど、長生きもし、寝たきりや認知症にもなりにくいという結果が出ています。30品目はよい目安ですが、それ以上の人はもっとよいのです。

このような経験をベースにしたのが、図表17（次ページ）の「低栄養予防のための食生活指針14か条」です。摂取する食品と調理法も多様であることが望ましいのです。

南外村の65歳以上の住民は1992年から4年間の間に血中アルブミンが下がりました。これは自然な加齢変化です。そこで次の4年間は、行政と研究者、地域組織が協力して食生活改善の勉強会を行いました。その結果65歳以上の高齢者のアルブミンが上昇したのです（図表18　132ページ）。この勉強会でも図表17の指針は有効でした。

図表⑰

低栄養予防のための食生活指針14か条

1	3食のバランスをよくとる
2	動物性タンパク質を十分にとる
3	魚と肉の摂取は1対1の割合に
4	さまざまな種類の肉を食べる
5	油脂類を十分に摂取する
6	牛乳を毎日飲む
7	緑黄色野菜や根菜など多種の野菜を食べる。 火を通し、量を確保。果物を適量とる
8	食欲がないときは、おかずを先に食べ、 ごはんを残す
9	調理法や保存法に習熟する
10	酢、香辛料、香味野菜を十分にとり入れる
11	和風、中華、洋風とさまざまな料理をとり入れる
12	共食(孤食の反意語)の機会を豊富につくる
13	噛む力を維持するため、 義歯は定期的に検査を受ける
14	健康情報を積極的にとり入れる

出典:柴田 博『肉を食べる人は長生きする』PHP研究所 2013年

図表⑱

血清アルブミン値の変化 南外村介入研究(65歳以上)

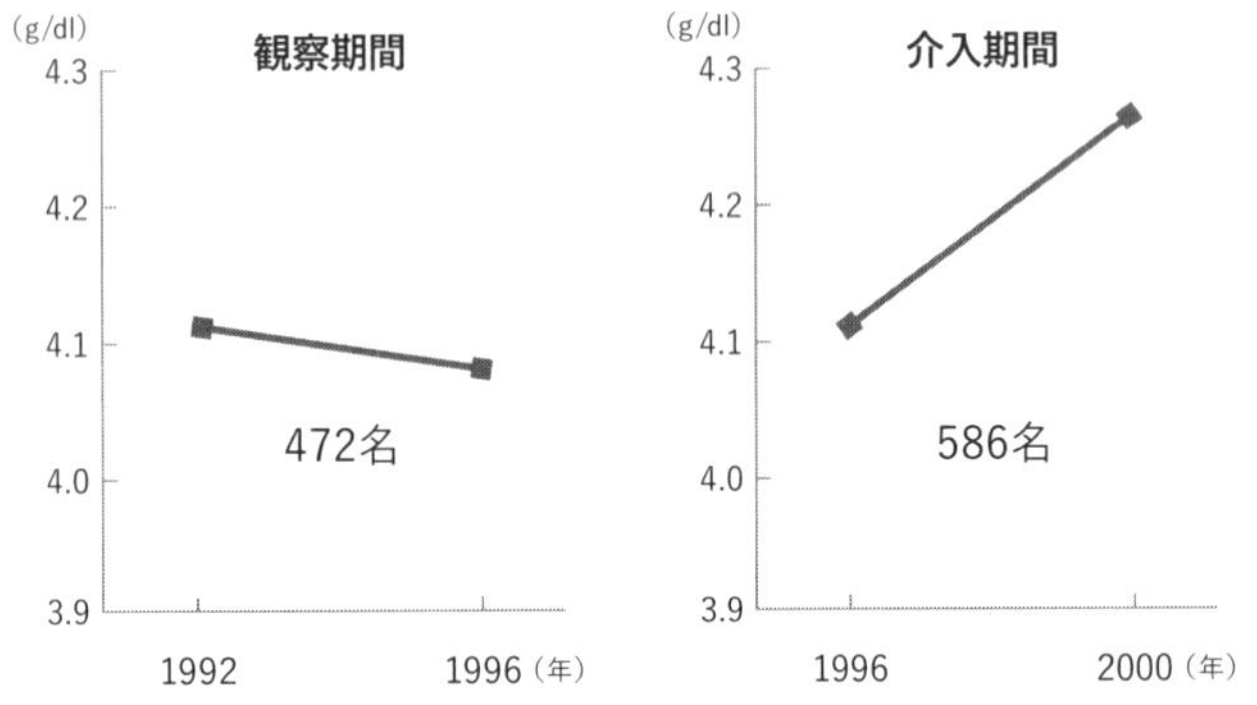

出典:熊谷修 渡辺修一郎 柴田博 他
geriatrics and gerontology international 3巻(補完) 521頁 2003年の論文

図表19(次ページ)に高齢者の一日に食べるべき食品の量を示します。このほかバター、ラードなど動物性の脂も含め油脂として10～15gくらい摂ることが必要です。

野菜の1日の目標摂取量350gは、国の出している勧めに従い出しておきますが、これを1日に摂るのはなかなか大変です。野菜は熱を通すか油炒めにすると、ボリュームが小さくなり、消化吸収もよくなり、体も冷やさないのでベターです。サラダで生野菜を食べる習慣はステーキ文化とともに欧米から入ってきたもので、中華料理

図表⑲

1日の食事で摂るべき食品の目安

動物性食品

❶ 卵1個
❷ 牛乳200ml（それに相当するチーズ、ヨーグルトでも可）
❸ 魚介類60～100g
❹ 肉類60～100g

植物性食品

❺ 豆腐1/3丁（それに相当する大豆製品でも可）
❻ 野菜350g（うち緑黄色野菜は2/3）
❼ キノコ類15～20g
❽ 海藻10～20g

出典：柴田博『なにをどれだけ食べたらよいか』ゴルフダイジェスト社 2014年

にも日本料理の伝統にもないものです。

ここに示した数値はあくまで平均的なものです。92歳で亡くなった女優の森光子さんは取材したとき、毎日120gのステーキを召し上がると語っていました。プロスキーヤーの三浦雄一郎さんも、毎日何百gかのステーキを召し上がっていると報道されています。活動量によって食べる量は大きく異なってきて当然です。

おわりに

私が医師になってからの研究の人生は、コレステロールと格闘する時間であったことはすでに述べました。

しかし、私はこの分野の先駆者ではありません。この問題の第二次世代ともいえる立場です。私より10歳前後上の世代が第一世代といえるでしょう。大阪成人病センターから、脳卒中の多い秋田県まで出向いてフィールドワークを行った小町喜男氏（後の筑波大学教授、２０２０年死去）のチームは、大変なご苦労をされたと思います。その業績はつとに有名なので、本書では割愛させていただきましたが。

当時の日本のアカデミアは途上国の通例にもれず、欧米の成果を追証する研究を誰が最初に行うかの先陣争いの様相を呈していました。実験研究ならそれでもよいのですが、疫学研究で自国の状態を調査している研究者は、その方法を外国から学ぶことはあっても結果まで模倣することはできません。

「敗戦国だから診断技術が未熟で、脳梗塞と脳膜炎を混同している」などと言われながら、日本人の脳梗塞はコレステロールの低さが危険因子となることを、小町教授のグループは毅然として主張し続けました。ついにハワイの日系人のデータが日本の正しさを追証したわけですが、「コレステロール悪者説」の終焉に対する私の先輩たち第一世代の貢献は、きわめて大きかったと実感しています。

残念ながら、第三世代として研究を推し進めていただきたい私たちの後継者は、あまり育っていません。そのため沖縄問題に象徴されるような悲劇も起こるのです。これらがすべて第二世代の力不足に起因することは疑いようがありません。

このような状況に省みて、老骨に鞭打って本書をしたためたわけです。

最後に漫画チックなエピソードをひとつ紹介します。2013年1月、私の『肉を食べる人は長生きする』という著書が、PHP研究所から出版されました。驚いたことに、同じ月、私と同じ年齢の料理研究家、若杉友子氏の『長生きしたけりゃ肉は食べるな』という著書が幻冬舎から出版されたのです。

喜んだテレビや雑誌は我々二人のディベートの企画を組みました。私は大いに乗り気でしたが、ベストセラー著者（？）の若杉さんは〝金持ちケンカせず〟のたとえよろしく、これらの企画をすべて断ってきました。

正しいことはいずれ歴史が実証いたしますが、それが沖縄のような残酷な歩みをともなった末であることも稀ではありません。どんな見解も最初から頭ごなしに否定することなく、討論を続けていくことが何より大切だと思っています。

2024年12月　柴田博

柴田博先生のご冥福を心よりお祈りいたします。

ブックマン社 編集部

引用・参考文献

外国の論文は可能な限り引用や解説をしている
日本語の著書・論文で紹介するよう努めました

1. 柴田博 著『長寿の嘘』ブックマン社　2018 年

2. 柴田博 著『元気に長生き元気に死のう』保健同人社　1994 年

3. 柴田博 著『なにをどれだけ食べたらよいか。』ゴルフダイジェスト社　2014 年

4. ワルター・ハルテンバッハ 著　大島俊三・小出俊子 共訳／奥山治美 監修『コレステロールの欺瞞』中日出版社　2011 年

5. 柴田博 著『中高年健康常識を疑う』講談社選書メチエ　2003 年

6. 大櫛陽一 著『コレステロール・血圧・血糖値 下げるな危険！ 薬があなたの体をダメにする』永岡書店　2014 年

7. 柴田博 著『ここがおかしい日本人の栄養の常識』技術評論社　2007 年

8. 柴田博 著『日本人の健康常識を疑う』技術評論社　2007 年

9. 柴田博 著『疫学からみた長寿と食事』木村修一・川端晶子・種谷真一・太田賛行 編『長寿食辞典』 サイエンスフォーラム　1995 年 1555~80 頁

10. 柴田博・渡辺修一郎・萩原真由美 著『日本人の粗食長寿信奉―その系譜と超克への試み―』応用老年学 16 巻 145~153 頁　2022 年

11.『高齢者の疫学的検討』老人科診療 2 巻 5~10 頁　1981 年

12. 柴田博・籏野脩一 著『世界と日本のセンテナリアンの調査記録』尾前照雄・亀山正邦・熊原雄一・林四郎・原澤直美 監修『図説老年病医学 1 老化と老年病』276~283 頁

13. 柴田博・渡辺修一郎・萩原真由美 著『日本人の粗食長寿信奉―その系譜と超克への試み―』応用老年学 16 巻 145~153　2022 年

14. 柴田博 著『肉を食べる人は長生きする』PHP 研究所　2013 年

15. 小町喜男 編著『循環器疾患の変貌　日本人の栄養と生活環境との関連』保健同人社　1987 年

著作の紹介

●著書(編集・単著)

1)松崎俊久, 柴田 博(共編著): 老人保健の基本と展開 医学書院 東京 p1-232, 1984
2)柴田 博, 上田一雄 他6名(共著): 軽症高血圧ー評価と治療 Medical Tribune 東京 p1-87, 1984
3)柴田 博, 芳賀 博, 古谷野亘, 長田久雄(共著): 間違いだらけの老人像 川島書店 東京 p1-193, 1985
4)柴田 博(編著): 老年期の健康と衣・食・住 同文書院 東京 p1-289, 1988
5)柴田 博(単著): 長寿と健康への挑戦 日本経済新聞社 東京 p1-200, 1989
6)宮坂富之助, 柴田 博, 芳賀 博, 奥川幸子, 大竹登志子 他12名(共著): くらしのステッキ 東京都生活文化局 東京 p1-184, 1989
7)柴田 博, 七田恵子, 竹内孝仁(監修): 老人介護の安心百科 主婦と生活社 東京 p1-289, 1990
8)柴田 博, 湯沢擁彦(共編著): お年寄りといっしょに暮らす生活ガイド 同文書院 東京 p1-507, 1990
9)柴田 博, 阿部節子(共著): 老いて健やか食事と生活 芽ばえ社 東京 p1-254, 1990
10)柴田 博(編著): 老人の栄養・調理 同文書院 東京 p1-228, 1991
11)日野原重明, 柴田 博 他9名(共著): 高齢化社会を考える 図書出版社 東京 p1-278, 1991
12)柴田 博(単著): おとしよりの病気と生活 婦人生活社 東京 p1-128, 1991
13)柴田 博(編著): 老人保健活動の展開 医学書院 東京 p1-333, 1992
14)折茂肇, 吉川政己, 今堀和友, 原澤道美, 前田大作, 井藤英喜, 江藤文夫, 大内尉義, 柴田 博, 冷水 豊, 福地義之助, 藤田美明(編著): 新老年学 東京大学出版会 東京 p1-1248, 1992
15)柴田 博, 芳賀 博, 古谷野亘, 長田久雄: 老年学入門 川島書店 東京 p1-242, 1993
16)柴田 博(他14名監修): 知ってて知らない長寿の秘けつ 学習研究社 東京 p1-247, 1993
17)柴田 博, 古瀬 敏, 渡辺 章亘: 長寿社会の住まい 東洋経済 東京 p1-213, 1994
18)柴田 博, 藤田美明, 五島孜郎: 高齢者の食生活と栄養 光生館 東京 p1-232, 1994
19)積田 亨, 佐藤昭夫, 広川勝昱, 柴田 博, 安藤 進, 藤田美明: 老化の科学 ー21世紀への老化研究をめざしてー東京化学同人 東京 p1-243, 1994
20)柴田 博, 七田恵子, 竹内孝仁(監修): 老人介護の安心百科ー増補改訂改版ー 主婦と生活社 東京 p1-256, 1994
21)柴田 博: 元気に長生き元気に死のう 保健同人社 東京 p1-198, 1994
22)柴田 博, 森野眞由美: カルシウムたっぷりの食事 永岡書店 東京 p1-141, 1994
23)柴田 博(編著): 中高年の疾病と栄養 建帛社 東京 p1-343, 1996
24)井上修二, 柴田 博 他6名監修(編著): 食の医学百科 主婦と生活社 東京 p1-497, 1996
25)大山 博, 嶺 学, 柴田 博 編著: 保健・医療・福祉の統合化を目指して 光生館 東京 p1-288, 1997
26)柴田 博, 溝端光雄 監訳: 痴呆老人のためのやさしい住まいー在宅介護を成功させるためにー (株)ワールドプランニング 東京 p1-147, 1997
27)柴田 博: 中高年こそ肉を摂れ!! (株)講談社 p1-222, 1999
28)柴田 博: 肉食のすすめ 経済界 p1- 233, 2000
29)柴田 博: 味が分かるのは中高年 現代けんこう出版 p1- 83 , 2001
30)日本薬剤師会 編(西 三郎, 柴田 博, 金井竹子, 小島 操, 山本一志, 中西敏夫, 渡辺 徹, 木村隆次): 在宅介護と関連用品ー改訂第4版 薬事日報社 東京 p1-301, 2001
31)柴田 博, 七田恵子, 竹内孝仁(監修): 新編 老人介護の安心百科主婦と生活社 東京 p1-240, 2002
32)柴田 博, 森野眞由美: 若さを保つシニアの食卓 保健同人社 p1-143, 2002
33)柴田 博: 8割以上の高齢者は自立している ビジネス社 2002
34)柴田 博, 長田久雄: 老いのこころを知る ぎょうせい p 1 -233, 2003
35)柴田 博: 中高年健康常識を疑う 講談社 2003
36)杉澤秀博, 柴田 博: 生涯現役の危機 (株)ワールドプランニング 2003
37)柴田 博, 新開省ニ, 青柳幸利: シェパード老年学 大修館書店 2005
38)太田壽城, 柴田 博(監修): 高齢期をいかに生活するか ー健康長寿をめざしてー サンライフ企画 東京 p1-170, 2005
39)柴田 博, 七田恵子, 竹内孝仁(監修): 最新版 図解 老人介護の安心百科 主婦と生活社 東京 p1-271, 2006
40)柴田 博: 生涯現役 スーパー老人の秘密 技術評論社 2006
41)柴田 博: ここがおかしい 日本人の栄養の常識を疑う 技術評論社 2007
42)柴田 博, 長田久雄, 杉澤秀博 編著: 老年学要論 ー老いを理解するー 建帛社 2007

43)柴田 博: 病気にならない体はプラス10kg K K ベストセラーズ 2008
44)大内尉義, 秋山弘子, 折茂 肇, 柴田 博 他13名編: 新老年学第3版 東京大学出版 2010
45)生活・福祉環境づくり21・日本応用老年学会 編(編集長 柴田 博): 高齢者の「生・活(いき・いき)」事典 社会保険出版社 2011
46)柴田 博: メタボ基準にだまされるな 医学同人社 2011
47)柴田 博: 肉を食べる人は長生きする PHP研究所 2013
48)柴田 博: なにをどれだけ食べたらよいか ゴルフダイジェスト社 2014
49)柴田 博: スーパー老人のヒミツは肉だけじゃない! ー室井摩耶子に注目 (ジェロントロジー・ライブラリー —生涯発達の条件) 社会保険出版社 2016
50)柴田 博 監修 国際長寿センター 編: Productive Aging 社会保険出版社 2016
51)柴田 博: 長寿の嘘 ブックマン社 2018

●著書(分担執筆)

1)柴田 博(分担): 中高年者の疾病と予防 心臓病 中高年者健康管理学(上巻)(籏野脩一 編) 垣内出版 東京 p103-125, 1979
2)柴田 博, 籏野脩一(分担): 疫学 内科Mook No.16(阿部正和, 尾前照雄, 河合忠一 編) 金原出版 東京 p1-11, 1979
3)柴田 博(分担): HDLコレステロールの疫学ー測定法 関連因子介入研究ー日本人の循環器疾患とリスクファクター Medical Tribune 東京 p83-88, 1982
4)柴田 博(分担): 日本都市部における同一集団内の食塩摂取と血圧との関係 Proceedings of 1st intercontinental symposium on hypertension and the Japanese p65-67, 1982
5)柴田 博(分担): 老人病の疫学・糖尿病 臨床老年医学大系3(山本秀一, 前田大作, 日野原重明 編) 情報開発研究所 東京 p97-114, 1984
6)柴田 博(分担): 老人病の疫学・呼吸器疾患 臨床老年医学大系3(山本秀一, 前田大作, 日野原重明 編), 情報開発研究所 東京 p115-128, 1984
7)柴田 博, 籏野脩一(分担): 長寿 図説老年病医学1(尾前照雄, 亀山正邦, 熊原雄一, 林 四郎, 原澤道美 監修) 同朋社 京都 p272-285, 1984
8)柴田 博(分担): 老人病の特徴そのケア 老人保健の基本と展開(松崎俊久, 柴田 博 編) 医学書院 東京 p49-93, 1984
9)柴田 博(分担): 老人の生活と健康保持 ー老人の運動ー 老人保健の基本と展開(松崎俊久, 柴田 博 編) 医学書院 東京 p108-112, 1984
10)柴田 博(分担): 老人保健の課題と展開 ー健康診査ー 老人保健の基本と展開(松崎俊久, 柴田 博 編) 医学書院 東京 p133-138, 1984
11)柴田 博(分担): 事故防止 機能訓練マニュアル ー老人保健法に基づく機能訓練事業のすすめかたー(東京都衛生局 編) p51-58, 1985
12)柴田 博(分担): 老化と老年病 老化のなぞを解く(松崎俊久 編) 東京書籍 東京 p103-128, 1987
13)柴田 博(分担): 身体機能の老化 老年精神医学(島薗安雄, 保崎秀夫, 徳田良仁, 風祭 元 編) メディカルビュー 東京 p62-67, 1987
14)柴田 博(分担): 性と病気 成人病 男と女ー社会の男女 医学の男女(山中 学, 亀田治男, 松橋 直, 桃井宏直 編) メディコピア17 富士レビオ 東京 p62-67, 1987
15)柴田 博(分担): 老年者高血圧の疫学 老年者高血圧 Ca 拮抗薬(柴田 博, 五島雄一郎 編) メディカルビュー社 大阪 p1-10, 1987
16)柴田 博(分担): 一般健康中高年の健康読本(豊倉康夫, 嶋田和正) 東京都職員共済組合 東京 p2-19, 1988
17)柴田 博(分担): 高血圧循環器／呼吸器系, 産業内科学(五島雄一郎 他編) 医師薬出版 東京 p127-135, 1988
18)柴田 博(分担): 循環器疾患 ホームケア百科(日野原重明 編) メディカルジャーナル社 東京 p102-105
19)柴田 博(分担): エイジングと栄養 看護 Mook ーエイジングと看護ー(鎌田ケイ子, 松下和子 編) 金原出版 東京 p15-21, 1989
20)柴田 博(分担): 百歳老人調査より 看護 Mook ーエイジングと看護ー(鎌田ケイ子, 松下和子 編) 金原出版 東京 p30-35, 1989
21)柴田 博(分担): 食生活が老化を遅らせる 危ない食べ方 正しい食べ方(雪印乳業 健康生活研究所 編) 講談社 東京 p240-251, 1990
22)柴田 博(分担): 老化の学際的縦横研究 高齢者の生活と長寿科学(祖父江逸朗 編) 長寿科学振興財団 東京 1991
23)安村誠司, 柴田 博(分担): 血管障害の疫学血管の機能と障害(佐藤昭夫, 朝長正徳 監修 安藤 進, 川島誠一, 井藤英喜, 大山俊郎 編) 藤田企画出版 東京 1991

24) 安村誠司, 柴田 博(分担): 老人の転倒防止 ナース必携 老人看護マニュアル(福地義之助 編) 照林社 東京 1991
25) 柴田 博(分担): 老後の健康プラン 他 くらしの豆知識 国民生活センター 東京 p24-43, 1991
26) 柴田 博(分担): 加齢と老化 内科学(上田英雄, 武内重五郎, 杉本恒明 総編集) 朝倉書店 東京 p43-52, 1991
27) 柴田 博(分担): 心臓・血管系の老化と病気 在宅ケアの百科(折茂 肇 編) 社会保険法規研究会 東京 p51-53, 1991
28) 柴田 博(分担): 老人 障害者と栄養 ー身体障害と栄養所要量ー 老人の栄養・調理(柴田 博 編) 同文書院 東京 p92-99, 1991
29) 柴田 博(分担): 老人 障害者と栄養 ー障害者の食生活のあり方ー 老人の栄養・調理(柴田 博 編) 同文書院 東京 p100-107, 1991
30) 柴田 博(分担): 老人 障害者と栄養 ーストレスと栄養ー 老人の栄養・調理(柴田 博 編) 同文書院 東京 p108-113, 1991
31) 柴田 博(分担): 老人 障害者と栄養 ー成人病ー 老人の栄養・調理(柴田 博 編) 同文書院 東京 p114-124, 1991
32) 柴田 博(分担): 老化の生理学的・生物学的側面 老人医療の新しいアプローチ・全人的評価ケア(日野原重明, 柄沢昭秀 編) 医学書院 東京 p2-12, 1992
33) 柴田 博(分担): 老化の様式 老人保健活動の展開(柴田 博 編) 医学書院 東京 p2-8, 1992
34) 柴田 博(分担): 寿命と人口 老人保健活動の展開(柴田 博 編) 医学書院 東京 p52-63, 1992
35) 柴田 博(分担): 食生活 老人保健活動の展開(柴田 博 編) 医学書院 東京 p144-155, 1992
36) 柴田 博, 永井晴美(分担): 低栄養 新老年学(折茂 肇 他11名編) 東大出版 東京 p381-386, 1992
37) 柴田 博(分担): 老年学 ー課題と方法 老年学入門(柴田 博, 芳賀 博, 長田久雄, 古谷野亘 編) 川島書店 東京 p3-10, 1993
38) 柴田 博(分担): 人口高齢化の論理 老年学入門(柴田 博, 芳賀 博, 長田久雄, 古谷野亘 編) 川島書店 東京 p11-20, 1993
39) 柴田 博(分担): はじめに 中年すぎの血圧(東京都老人総合研究所 編) 東京化学同人 東京 p1-4, 1993
40) 積田 亨, 杉村 隆, 柄澤昭秀, 豊倉康夫, 蔵本 築, 佐藤昭夫, 柴田 博(分担): 質疑応答 がんと老化(東京都老人総合研究所 編) 東京化学同人 東京 p105-125, 1993
41) 柴田 博(分担): 高齢者の薬の飲み方 くらしの豆知識 国民生活センター 東京 p265, 1993
42) 柴田 博(分担): 世界と日本の糖尿病 中高年の糖尿病(東京都老人総合研究所 編) 東京化学同人 東京 p7-38, 1993
43) 井藤英喜, 大岡 宏, 中野忠澄, 柴田 博(分担): 質疑応答 中高年の糖尿病(東京都老人総合研究所 編)東京化学同人 東京 p115-141, 1993
44) 柴田 博(分担): 病気の知識と病院のかかり方 おとしよりの家庭介護百科 婦人生活社 東京 p219-272, 1994
45) 柴田 博(分担): 老人保健事業の現状と評価 これからの老人保健活動 健康調査 医学書院 東京 p57-65, 1994
46) 柴田 博(分担): 高齢者の食生活と栄養研究の枠組 高齢者の食生活と栄養(柴田 博, 藤田美明, 五島孜郎 編) 光生館 東京 p1-10, 1994
47) 柴田 博(分担): 健康老人における食生活と栄養の問題 はじめに(総論) 高齢者の食生活と栄養 光生館 東京 p73-79, 1994
48) 柴田 博(分担): 百歳の老人の研究から何を学ぶか 健康長寿をめざして(東京都老人総合研究所 編) 東京化学同人 東京 p7-26, 1994
49) 大坪浩一郎, 柴田 博, 本間 昭, 下仲順子, 嶋田裕之: 質疑応答 健康長寿をめざして(東京都老人総合研究所 編) 東京化学同人 東京 p129-139, 1994
50) 柴田 博(分担): 実態調査から 失禁の原因と対策(東京都老人総合研究所 編) 東京化学同人 東京 p47-73, 1994
51) 松崎俊久, 中内浩二, 柴田 博, 井上勝也, 鎌田ケイ子: 質疑応答 失禁の原因と対策(東京都老人総合研究所 編) 東京化学同人 東京 p145-158, 1994
52) 柴田 博(分担): 2. 老年者疾患の特徴と疫学 F 人口: 静態と動態 ベットサイド老年病学(蔵本 築監修, 山城守也 他編集) 南江堂 東京 p57-61, 1994
53) 柴田 博(分担): 健康の知識・高齢者の精神障害 高齢者の骨の老化 くらしの豆知識 国民生活センター 東京 p248-9, 254-5, 1994
54) 柴田 博(分担): ヒトの寿命 老化の科学(積田 亨 他編) 東京化学同人 東京 p7-12, 1994
55) 柴田 博: 生活機能の縦断変化と関連要因 長寿科学振興財団 '93国際長寿科学シンポジウム記録集 p114-117, 1994
56) 柴田 博(分担): 高齢者の健康 健康と食生活(東京都老人総合研究所 編) 東京化学同人 東京 p5-46, 1994
57) 佐藤昭夫, 柴田 博, 藤田美明, 松本貢子, 上田慶二: 質疑応答 健康と食生活(東京都老人総合研究所 編) 東京化学同人 東京 p129-152, 1994
58) 柴田 博, 腰原康子, 鈴木隆雄, 中村哲郎, 七田恵子, 林 泰史: 質疑応答 骨折と骨粗鬆症(東京都老人総合研究所 編) 東京化学同人 東京 p175-194, 1994
59) 柴田 博(分担): 健康休暇 看護学大辞典 第4版(内薗耕二, 小坂樹徳 監修) メヂカルフレンド社 東京 p.590, 1994

60)柴田 博(分担): 食から「老い」を考える(白倉卓夫 編) 群馬大学医学部 群馬 p36-44, 1995
61)柴田 博(分担): 活力ある高齢社会の老人看護を探る 看護 第25回日本看護学会特別講演・シンポジウム集録号 日本看護協会出版会 東京 p84-123, 1995
62)柴田 博(分担): 健康の知識 他 くらしの豆知識 '96, 国民生活センター 東京 p230-231, 1995
63)柴田 博(分担): 疫学からみた長寿と食事 第2 篇, 第1章. 長寿食事典(木村修一, 川端晶子, 種谷真一, 大田賛行 編集)(株)サイエンスフォーラム p155-180, 1995
64)柴田 博: 疫学から予防へ 5老人保健 第6回日本疫学会総会講演集 愛知県名古屋市 p50-51, 1996
65)柴田 博(分担): 経済効率からみた降圧薬療法 新時代の降圧薬療法(小澤利男 監修, 島田和幸, 桑島 巌 編集) 新興医学出版社 p100-104, 1996
66)柴田 博(分担): 第1章「栄養と総死亡率」 中高年の疾病と栄養(柴田 博 編) 建帛社 p3-19, 1996
67)柴田 博(分担): 第2章「栄養と脳卒中」 中高年の疾病と栄養(柴田 博 編) 建帛社 p20-37, 1996
68)柴田 博(分担): 第13章「総死亡率に対する食生活・栄養の介入研究」 中高年の疾病と栄養(柴田 博 編) 建帛社 p227-234, 1996
69)柴田 博(分担): 第5章 疫学調査からみた栄養状況の現状 1. 日本人が長寿になった栄養学的要因 高齢化と栄養(木村修一, 小林修平 監修)(日本国際生命科学協会 I L S I 編) 建帛社 東京 p89-93,1996
70)柴田 博: 疫学 その他の項目 現代エイジング辞典(浜口晴彦 他編) 早稲田大学出版部 1996
71)柴田 博(分担): まえがき 高齢者の家族介護と介護サービスニーズ(東京都老人総合研究所社会福祉部門 編) 光生館 p1-2, 1996
72)柴田 博(分担): 高齢者保健から 高齢者保健の考え方 医療と福祉のインテグレーション(柏木 昭, 籏野脩一 編集) へるす出版 p210-222, 1997
73)柴田 博(分担): 12 予防医学2 ライフスタイルの改善 老年医学テキスト(日本老年医学会 編) メディカルビュー社 p131-134, 1997
74)安村誠司, 柴田 博(分担): 高齢者の転倒防止 高齢者ケアマニュアル(福地義之助 編集) 照林社 p39-41, 1997
75)柴田 博(分担): 第4章 ニーズを基準にした「総合化」システムの必要性 保健・医療・福祉の総合化を目指して(大山 博, 嶺 学, 柴田 博 編著) 光生館 p57-72, 1997
76)柴田 博(分担): 5章高齢者の保健福祉 ぼけや寝たきりにならないために 福祉サービスの基礎知識(三浦文夫 編) 自由国民社 p181, 1997
77)熊谷 修, 柴田 博(分担): 女性の高コレステロール血症 疫学ハンドブック(日本疫学会) 南江堂 p149-151, 1998
78)渡辺修一郎, 柴田 博(分担): アルツハイマー病 老年期痴呆 疫学ハンドブック(日本疫学会 編) 南江堂 p 249-252, 1998.
79)柴田 博, 渡辺修一郎(分担): 加齢 健康増進・病気予防の基礎と臨床 ライフサイエンスセンター p82-91, 1998
80)柴田 博(分担): 1 体の特徴と保健 高齢者の保健と医療(柄澤昭秀 編) 早稲田大学出版 p1-16, 1998
81)柴田 博(分担): 第9章 老人と健康管理 保健学－疫学・保健統計－(野尻雅美 編) 真興交易医書出版 p261-277, 1999
82)柴田 博, 熊谷 修, 渡辺修一郎(分担): 沖縄の長寿への食生活の寄与 長寿の要因 - 沖縄社会のライフスタイルと疾病 - (柊山幸志郎 編)(財)九州大学出版会 p177-184, 2000
83)柴田博(分担): 100歳以上の長寿者(センテナリアン)の特徴 高齢者を知る事典(介護・医療・予防研究会 編) 厚生科学研究所 p88-91, 2000
84)柴田 博(分担): 高齢化社会における「プロダクティビティ」という考え方の重要性 高齢者の生活機能増進法(岡田守彦, 松田光生, 久野譜也 編) ナップ p7-15, 2000
85)柴田博(分担): 高齢社会とスポーツ 現代社会とスポーツ(渡邉 融 編)(財)放送大学教育振興会 p83-91, 2001
86)柴田 博(分担): 第2章 高齢者の生活実態と福祉需要 1, 高齢者の特性 老人福祉論(福祉士養成講座編集委員会 編) 中央法規出版 p22-29, 2001
87)柴田 博(分担): 第Ⅴ章 医学の基礎知識 2, 入浴に関する医学・第Ⅵ章 介護概論 2, 介護技術・第Ⅶ章 入浴サービスの技術・第Ⅷ章 入浴サービス実習 訪問入浴介護サービス従事者研修用テキスト(社団法人 シルバーサービス振興会 編) 中央法規出版 p93-103, 119-151, 153-181, 183-186, 2001
88)柴田 博(分担): 人口学からみた老化 看護のための最新医学講座 第17巻 老人の医療(井藤英喜 編) 中山書店 p5-10, 2001
89)柴田 博(分担): サクセスフルエイジングへの食と栄養 高齢者の食と栄養管理(渡邊 孟, 武田英二, 奥田拓道 編) 建帛社 p63-83, 2001
90)柴田 博(分担): 沖縄県の食生活と栄養 健康長寿の条件～元気な沖縄の高齢者たち(崎原盛造, 芳賀 博 編) ワールドプランニング社 p147-157, 2002
91)柴田 博(分担): 小金井研究のもたらしたもの 老年医学 update 2002(日本老年医学会雑誌編集委員会) メジカルビュー

社 p154-157, 2002
92)柴田 博(分担): [改訂版]老年医学テキスト(社団法人日本老年医学会 編) メジカルビュー社 2002
93)柴田 博(分担): 後期高齢者の寿命を決めるもの 一小金井研究15年間の経験より 別冊総合ケア 後期高齢者の医療とケア(亀山正邦 監修, 琵琶湖長寿科学シンポジウム実行委員会 編) 医歯薬出版 p12-22, 2002
94)柴田 博(分担): 第2章 1節 高齢者の特性 老人福祉論(福祉士養成講座編集委員会 編) 中央法規 p22-29, 2003
95)柴田 博(分担): 老年病分野(総論) ライフイベンツ 長寿科学事典(祖父江逸郎 監修) 医学書院 p208-209, 2003
96)柴田 博(分担): 栄養 老化の生理学 医学書院 p 1642-1644, 2003
97)柴田 博(分担): 第4章 予防医学 老年医学(萩原俊男 編集) 朝倉書店 2003
98)柴田 博(分担): 第1章ー3 ストレスと老化 ー4クオリティーライフ(ＱＯＬ)と生きがい 第2章ー1 高齢者差別(エイジズム) 老いのこころを知る(柴田 博、長田久雄 編集) ぎょうせい p33-43, 44-55, 57-70, 2003
99)柴田 博(分担):第1章ー2 高齢者の健康法 メディコピア44 高齢者と医療(亀田治男、山中 学、河合 忠 編集) 富士レビオ株式会社 p22-35, 2003
100)柴田 博(分担):第9章 老人の健康管理 最新保健学 疫学・保健統計(野尻雅美 編著) 真興交易(株)医書出版部 p150-163,2003
101)柴田 博, 長田久雄, 鈴木絹英: 座談会 傾聴ボランティアと社会貢献について ホールファミリー協会 編 傾聴ボランティアのすすめ 三省堂 p5-25, 2004
102)柴田 博(分担): 第2章 高齢者の生活実態と福祉需要 新版 介護福祉士養成講座2 第3版 老人福祉論中央法規 p22-51, 2005
103)柴田 博(分担):人口学からみた老化 看護のための最新医学講座第2版 老人の医療(日野原重明, 井村裕夫 監修 井藤英喜 編) 医学書院 p6-11, 2005
104)柴田 博(分担):社会学・経済学からみた高齢社会 標準理学療法学・作業療法学 第2版 (大内尉義 編) 医学書院 p235-239, 2005
105)柴田 博(分担):高齢者の特定 老人福祉論 (福祉養成講座編集委員会 編) 中央法規 p22-29, 2006
106)柴田 博, 杉原陽子(分担): 生きがいと社会貢献 高齢期をいかに生活するか 一健康長寿をめざして一(太田壽城, 柴田博監修) サンライフ企画 p147-153. 2005
107)柴田 博(分担):第Ⅰ編第5章1 高齢者の理解 改訂訪問入浴介護サービス従事者研修用テキスト 一訪問入浴介護の理論と実際 (社)シルバーサービス振興会 デベロ老人福祉研究所 編集) 中央法規 p059-076, 2006
108)柴田 博: 老年学の定義と内容:老年学要論 一老いを理解する一(柴田 博, 長田久雄, 杉澤秀博 編者) 建帛社 p1-16, 2007
109)柴田 博:サード・エイジの概念:老年学要論 一老いを理解する一(柴田 博, 長田久雄, 杉澤秀博 編者) 建帛社 p27-32, 2007
110)柴田 博:サクセスフル・エイジング:老年学要論 一老いを理解する一(柴田 博, 長田久雄, 杉澤秀博 編者) 建帛社 p55-61, 2007
111)柴田 博:老年学の教育:老年学要論 一老いを理解する一(柴田 博, 長田久雄, 杉澤秀博 編者) 建帛社 p292-297, 2007
112)柴田 博:高齢者の食生活・栄養と生活機能.脳と栄養ハンドブック(古賀良彦, 高田明和 編)サイエンスフォーラム p87-96, 2008
113)柴田 博:健康と自立 東京商工会議所 編 新版福祉住環境コーディネーター検定試験3級テキスト 社会保険研究所 p36-48, 2007
114)柴田 博:最近の高齢者・高齢患者の動向(林 泰史, 大内尉義, 上島国利, 鳥羽研二 編) 日本医師会雑誌 138巻特別号(2) 生涯教育シリーズ77 日本医師会 p26-27, 2009
115)柴田 博:社会学・経済学からみた高齢社会 (大内尉義 編) 標準理学療法学・作業療法学 医学書院 p269-272, 2009
116)柴田 博: 社会老年学の理論ー方法と課題ー新老年学第3版(大内尉義, 秋山弘子, 折茂 肇, 柴田 博 他13名編) 東京大学出版 p1581-1586, 2010
117)柴田 博, 田島和雄, 高野 聡: 高齢者は肉を食べよう 現代5大病 毎日新聞社 東京 p6-11, 2013
118)柴田 博: 健康とサクセスフル・エイジング よくわかる健康心理学(森和代, 石川利江, 茂木俊彦 編) ミネルヴァ書房 p196-197, 2012
119)柴田 博: 日本人の健康寿命と牛乳・乳製品 牛乳と健康 一わが国における研究と軌跡と将来展望(牛乳乳製品健康科学会議 編) ライフサイエンス出版 p98-105, 2015
120)柴田 博: 学際的学問としての死生学 人生の最終章を考える(公財)医療科学研究所 監修) 法研 p17-35, 2015
121)柴田 博: 健康と学び・社会活動の関係 一健康科学的見地からみた効果 高齢者が動けば社会が変わる(NPO法人大阪府高齢者大学校の挑戦) ミネルヴァ書房 p73-95, 2017

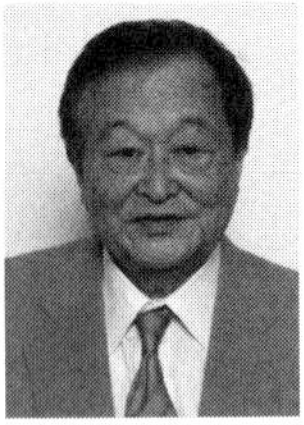

著者プロフィール

柴田 博(しばた ひろし)

医学博士。日本老年医学会老年病指導医・専門医。1937年北海道生まれ。1965年北海道大学医学部卒業。

(特養)町田誠心園最高顧問、日本応用老年学会理事長、HSOA Journal of Gerontology & Geriatric Medicine編集委員、東京都老人総合研究所(現 東京都健康長寿医療センター研究所)副所長ののち名誉所員、桜美林大学大学院老年学教授、人間総合科学保険医療学部長などを歴任。

学際的老年学の研究と教育を一貫して続けてきた。東京都知事賞、日本文化振興会社会文化功労賞、国際学士員(LAE)会員などを受賞。日本老年学会・日本老年社会科学会名誉会員、日本老年医学会特別会員ほか3つの学会役員、5つの公益財団法人の役員を務めた。

2024年12月死去、享年87。

ボケずに長生きの秘訣は「肉食」だった

2025年3月27日　初版第一刷発行

著者／柴田 博

SPECIAL THANKS 和田秀樹

ブックデザイン／金井久幸 横山みさと(TwoThree)

編集／小宮亜里　黒澤麻子

イラスト／黒澤麻子

発行者／小川洋一郎

発行所／株式会社ブックマン社
〒101-0065 千代田区西神田3-3-5
TEL 03-3237-7777 FAX 03-5226-9599
https://www.bookman.co.jp

印刷・製本／シナノ印刷株式会社

ISBN 978-4-89308-981-6